U0736558

国家中医药管理局 中医药传承与创新『百千万』人才工程（岐黄工程）岐黄学者项目

经皮耳穴迷走神经刺激术

主编 荣培晶

全国百佳图书出版单位

中国中医药出版社

·北京·

图书在版编目（CIP）数据

经皮耳穴迷走神经刺激术 / 荣培晶主编. ——北京：
中国中医药出版社，2025.8.
ISBN 978-7-5132-9685-4

Ⅰ. R245.9
中国国家版本馆 CIP 数据核字第 2025QE3213 号

中国中医药出版社出版

北京经济技术开发区科创十三街 31 号院二区 8 号楼
邮政编码　100176
传真　010-64405721
山东临沂新华印刷物流集团有限责任公司印刷
各地新华书店经销

开本 787×1092　1/16　印张 10.5　字数 195 千字
2025 年 8 月第 1 版　2025 年 8 月第 1 次印刷
书号　ISBN 978-7-5132-9685-4

定价　128.00 元
网址　www.cptcm.com

服 务 热 线　010-64405510
购 书 热 线　010-89535836
维 权 打 假　010-64405753

微信服务号　zgzyycbs
微商城网址　https://kdt.im/LIdUGr
官 方 微 博　http://e.weibo.com/cptcm
天猫旗舰店网址　https://zgzyycbs.tmall.com

如有印装质量问题请与本社出版部联系（010-64405510）
版权专有　侵权必究

编委会

主　编　荣培晶

副主编　李少源

编　委　（以姓氏笔画为序）
王　丹　　王　瑜　　王艺霏　　王俊英　　冯博闻
朱浩瀚　　刘立安　　孙　岚　　杜英杰　　何家恺
邹凝怿　　辛　陈　　张　帅　　张金铃　　张煜郑姮
陆丽明　　陈建峰　　周　擎　　赵玉凤　　赵亚楠
梅志刚　　翟伟航

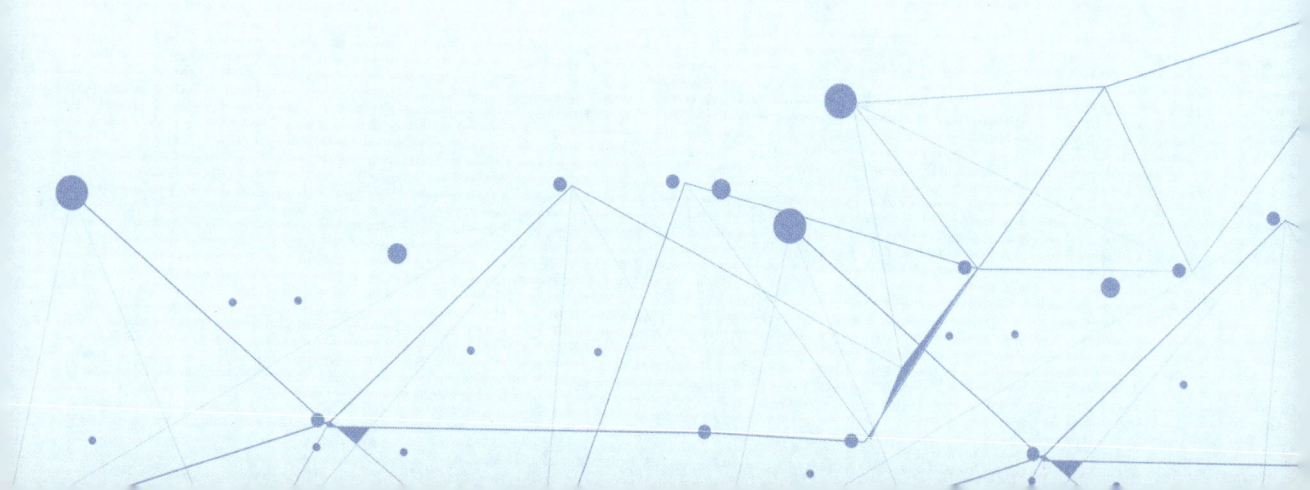

― 序 ―

中医药学是中华民族数千年智慧的结晶，其独特的理论体系和丰富的诊疗经验为人类健康事业作出了不可磨灭的贡献。在众多璀璨的中医瑰宝中，耳穴疗法以其"小穴位、大乾坤"的特色，成为中医针灸学的重要组成部分，拥有数千年的实践历史。"耳为宗脉之所聚"，通过刺激耳郭特定穴位调节脏腑功能、疏通经络气血、防治疾病，是中医整体观和辨证论治思想的具体体现。

在现代神经科学与生物医学工程蓬勃发展的背景下，传统耳穴疗法迎来了创新性转化与发展的新契机。中国中医科学院荣培晶首席研究员带领团队，将坚定的中医理论内在自信与现代神经调控技术的外在活力相结合，开展经皮耳穴迷走神经刺激术中西医结合创新疗法，应用于抑郁、失眠、认知障碍、功能性胃肠病等中枢与外周系统疾病，明机理、重循证、促转化、建方法。这种"源于中医、精于现代"的中西医结合创新实践，不仅是对传统医学智慧的升华，更是现代科技赋能传统医学的典范。

本书旨在通过全面总结经皮耳穴迷走神经刺激术在治疗中枢系统疾病、外周系统疾病和中枢－外周系统共病等方面的应用，为针灸学、神经科学等相关领域的专业人员应用该疗法治疗疾病提供理论支持与操作指导，并促进对中医耳穴疗法的深入研究与探索。同时，本书也着力聚焦经皮耳穴迷走神经刺激术的转化与标准化进程。希望在人工智能、生物信息等多学科技术的

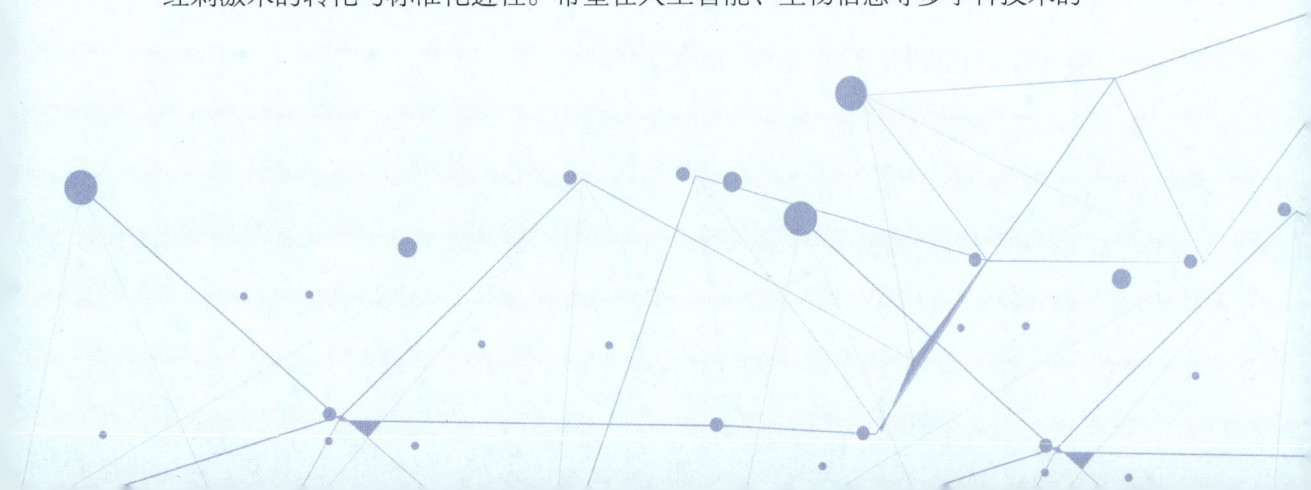

共同助力下，推动耳穴及其衍生疗法的迭代创新，并以此为契机，主导建立该疗法的国际技术标准，让这一根植于中医智慧的创新疗法，以国际公认的科学标准走向世界，是我们这一代中医人、科研工作者和产业同仁的共同责任与光荣使命。

"传承精华，守正创新"是中医药发展的时代命题。经皮耳穴迷走神经刺激术的蓬勃发展，正是对这一命题的生动诠释。期待在各位同仁的共同努力下，经皮耳穴迷走神经刺激术能在守护人类身心健康的征程中绽放更加璀璨的光芒，为推进健康中国建设，促进中医药的传承、创新与国际化发展，书写下浓墨重彩的新篇章。

中国科学院院士

2025 年 7 月

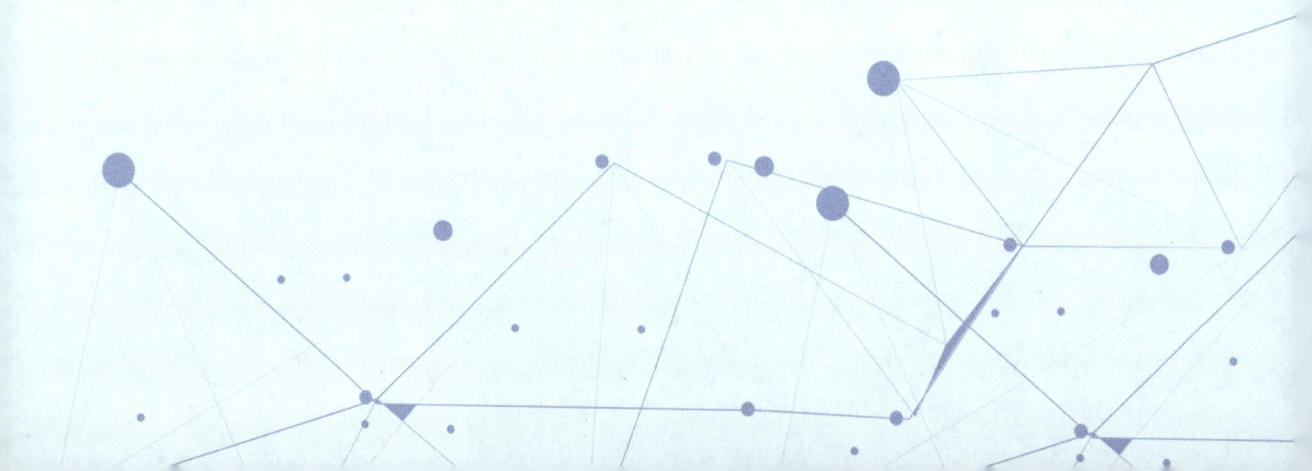

— 内容简介 —

　　《经皮耳穴迷走神经刺激术》一书系统地介绍了经皮耳穴迷走神经刺激术的基本原理、临床研究进展、技术转化、标准制定及未来发展前景。该技术的研发历经20余年，获得国家重点研发计划等多项国家级课题资助，目前已应用在脑系疾病、慢性病、免疫失调及情绪障碍等疾病的治疗，并显示出广泛的应用前景。本书共分为四章，分别从中医理论基础、神经免疫机制和内分泌机制详细介绍了经皮耳穴迷走神经刺激术的基本原理；总结了经皮耳穴迷走神经刺激术在中枢神经系统疾病、外周系统疾病及中枢与外周系统共病等临床多种疾病中应用的研究进展，详述了该技术作为一种综合治疗手段的广泛适应性和显著疗效；重点回顾了经皮耳穴迷走神经刺激仪的研发现状，介绍了设备的设计原理、临床应用成果以及技术优化，介绍了在全球范围内对该技术的应用差异、操作规程、质量控制体系的建立以及国际标准的制定；讨论了该技术在国际医学界的地位及面临的挑战，分析了技术推广、临床验证、设备标准化等难点问题，并据此提出未来发展方向和应用前景。

　　《经皮耳穴迷走神经刺激术》不仅为耳穴治疗领域的科研人员提供了丰富的理论资源，也为广大临床医生提供了详细的操作指南。书中的内容紧跟医学和技术发展的前沿，展示了经皮耳穴迷走神经刺激术作为一种创新性中医非药物疗法的巨大潜力，推动了该技术的全球化应用和标准化进程。

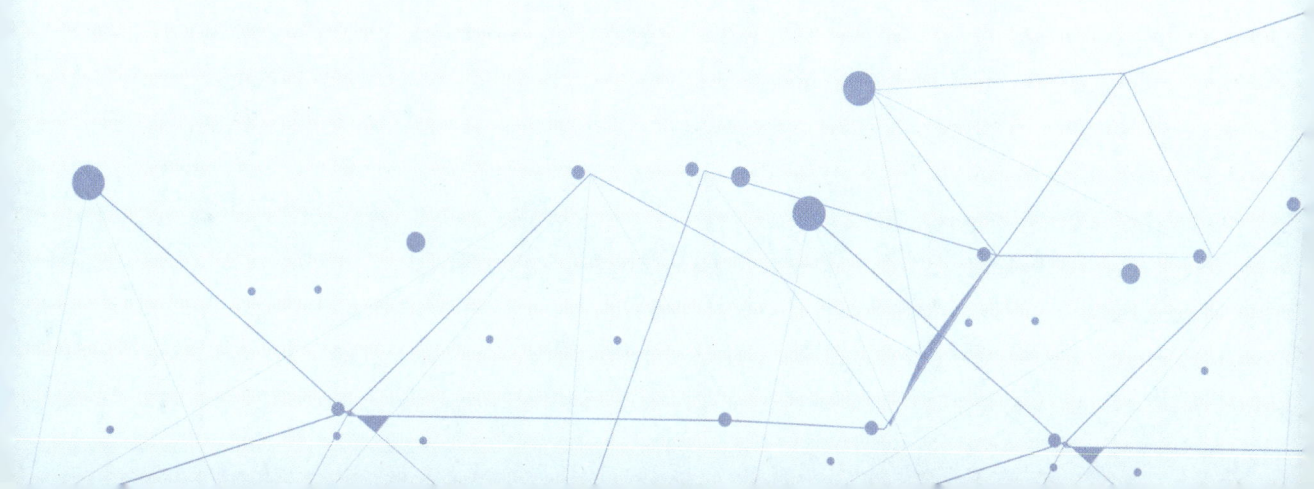

前　言

　　耳穴疗法作为中医传统疗法的重要组成部分，历史悠久且应用广泛。随着针灸学的发展，耳穴疗法逐渐被应用于各类疾病的辅助治疗中，尤其是对神经系统、内分泌系统及免疫系统的调节作用引起了广泛关注。随着现代医学技术的不断进步，迷走神经刺激疗法在多种难治性疾病领域取得了新突破。近年来，美国食品药品监督管理局批准了颈部植入式迷走神经电刺激技术用于治疗难治性癫痫、抑郁症等疾病，但该方法因有创、风险高、经济负担重等问题而限制了其广泛应用。

　　本团队原创性地提出了"经皮耳穴迷走神经电刺激"的创新思路。通过刺激耳穴——特别是与内脏相关的耳穴区域——激活迷走神经，进而调节大脑与周围神经系统之间的互动，从而达到治疗疾病的目的。这一技术不仅能有效避免植入式治疗的风险，还能实现非侵入性、可重复的治疗方式，为神经系统疾病、情绪调节以及其他多系统失衡的治疗提供了全新的思路。本团队围绕该研究成果发表科研论文200余篇，先后荣获了北京市科学技术奖一等奖及二等奖、中华中医药学会科学技术奖一等奖、中国中医科学院科学技术奖一等奖等多个奖项。中国科学院院士韩济生先生认为，经皮耳穴迷走神经刺激术贯穿了中医耳穴治疗疾病的临床和基础的各个环节，对针灸现代化发展进行了有益的探索和实践，具有重大意义。中国科学院院士、国医大师陈可冀先生评价认为，经皮耳穴迷走神经刺激术

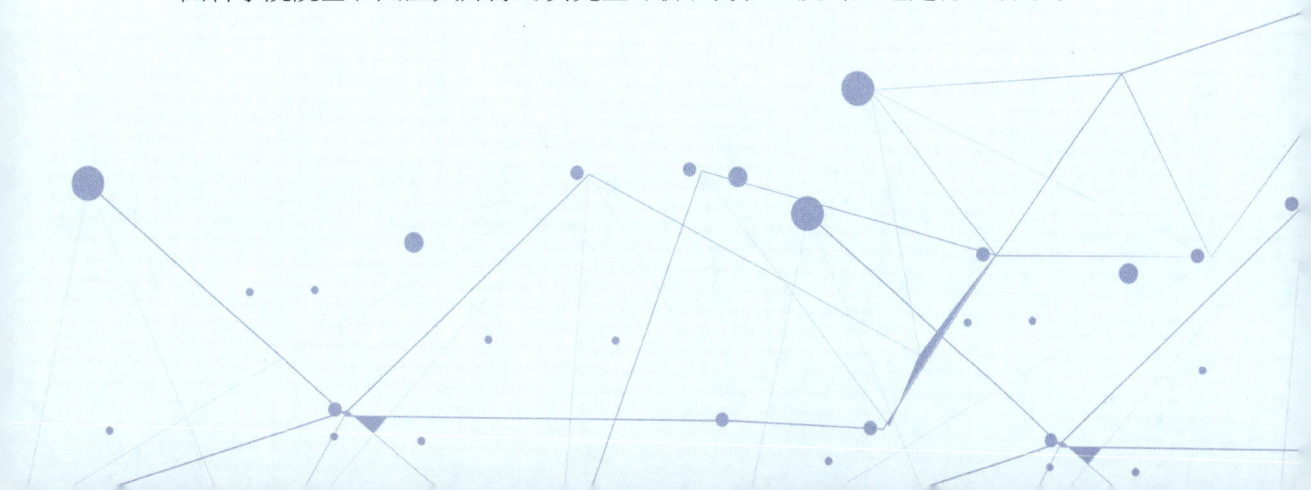

是整合中西医治疗疾病的方法创新与临床应用的有效尝试，对新时代中西医并重探索整合医学新模式具有重要意义。

本书出版旨在为针灸学（尤其是耳穴治疗）、神经科学、精神医学等相关领域的专业人员提供详细的理论支持和临床操作指导。我们希望通过本书的出版，促进这一技术的进一步研究和推广应用，推动其在国内外的标准化发展，并为患者提供更多的治疗选择。

通过 20 余年的科研积累与技术创新，我们相信"经皮耳穴迷走神经刺激术"不仅是耳穴治疗的一种延伸，更是中西医结合的创新实践，具有广泛的应用前景。我们期待本书能够为广大临床医生、研究者以及耳穴治疗领域的从业者提供有力的帮助，推动这一治疗技术的普及和深入发展。

编　者
2025 年 7 月

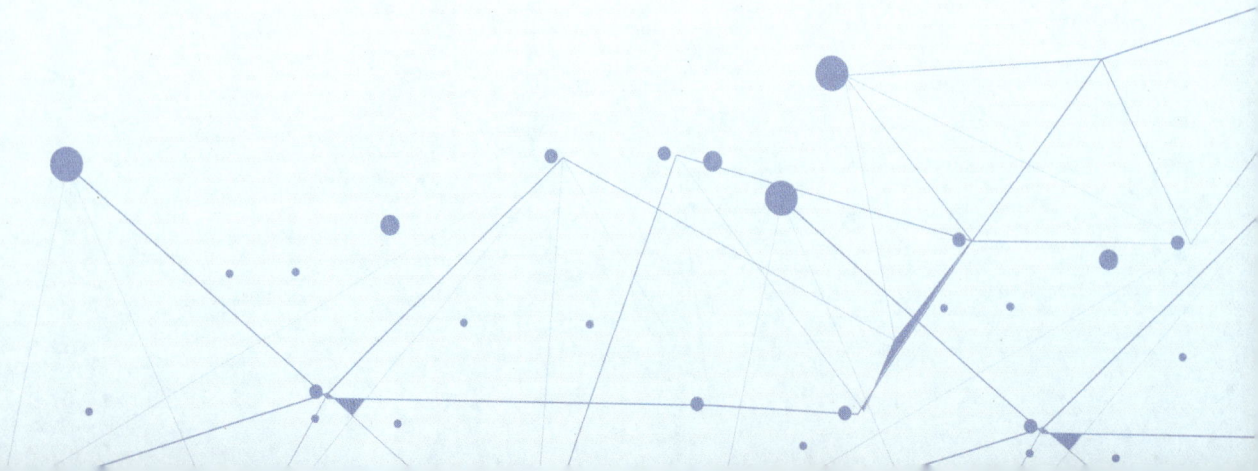

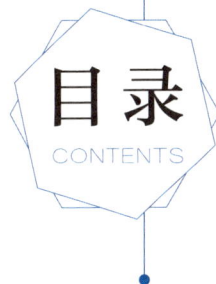

目录
CONTENTS

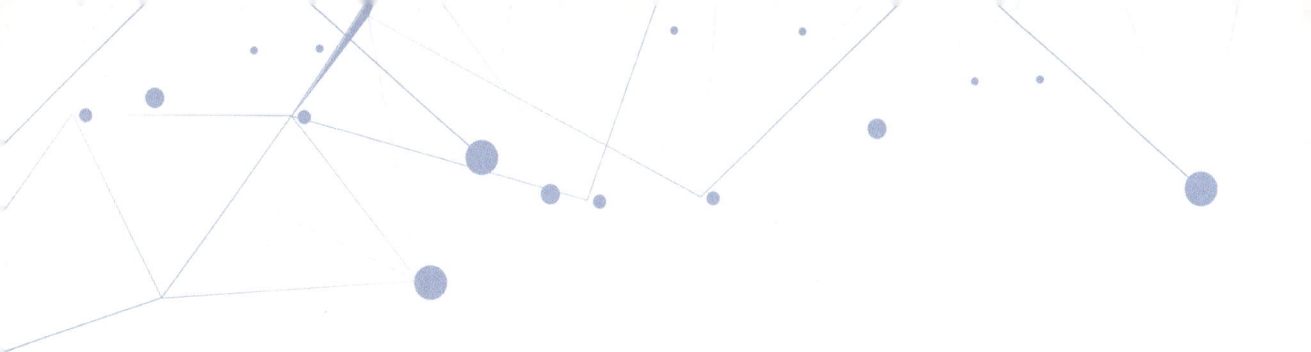

第一章
经皮耳穴迷走神经刺激术治疗疾病的基本原理

第一节 经皮耳穴迷走神经刺激术的中医理论基础

在中医学发展历程中，人体与外界联系的耳、口、眼、鼻等官窍从先秦时期即受重视，商代甲骨文即有对"疾耳"的记载。汉初马王堆出土帛书之中，即可见耳相关医学理论的初步构建，《阴阳十一脉灸经》甲本、乙本均记载了"耳脉"："起于手背，出臂外两骨之间，上骨下廉，出肘中，入耳中。是动则病：耳聋，浑浑腨腨，嗌肿。是耳脉主治。其所产病：目外眦痛，颊痛，耳聋，为三病。"这一论述基本合于后世手少阳三焦经。

至于成书于战国至秦汉时期的《黄帝内经》（简称《内经》），则初步显现耳医学相关理论的系统雏形。《内经》中虽未见"论耳"的专篇，但可见对《灵枢》《素问》之中的相关记载进行"形散神不散"的提炼、整理，《内经》中对耳的相关论述已经全面涉及了生理层面的定位与联络、病理层面诊断与治疗等维度，其中如"耳者，宗脉之所聚也"所论即耳在人体中的生理定位，耳又通过经脉、应象等与人体其他组织结构联系及通应，并涉及相关腧穴，借耳诊治疾病的论述则更为多见，兹总结及举要如下（表1-1），后世医家的承继与发挥均不出此生理、病理框架。

表1-1　《内经》中耳相关医学论述系统雏形总结举要

系统层次	层次细目	论述总结	原文举要
生理	定位	耳为宗脉之所聚	《灵枢·口问》："耳者，宗脉之所聚也。"
		耳受经络之别气	《灵枢·邪气脏腑病形》："十二经脉，三百六十五络，其血气皆上于面而走空窍。其精阳气上走于目而为睛。其别气走于耳而为听。别气者，心主之气也。"
		耳关乎少阳枢机	《灵枢·根结》曰："少阳根于窍阴，结于窗笼。窗笼者，耳中也。太阳为开，阳明为合，少阳为枢。"《素问·热论》："少阳主胆，其脉循胁络于耳。"《素问·六节脏象论》又言："凡十一脏，取决于胆也。"
	联络、通应	联系手足少阳等诸多经络	《灵枢·经脉》《灵枢·经别》《灵枢·经筋》原文整理：手少阳经脉"系耳后，出耳上角……入耳中，出走耳前"，足少阳经脉"下耳后……入耳中，出走耳前"，足太阳经脉"至耳上角"，手阳明经脉"入耳中"，足阳明经脉"循颊车，上耳前"；手太阳经筋"结于耳后完骨；其支者，入耳中；直者，出耳上"，足少阳经筋"出太阳之前，循耳后"，足太阳经筋"上结于完骨（耳后）"，足阳明经筋"结于耳前"；手厥阴经别"出耳后，合手少阳完骨之下"，手阳明别络"入耳合于宗脉"等。
		涉及耳中、多所闻等相关腧穴（耳郭上已见设穴）	《素问·气府论》："手太阳脉气所发者三十六穴……耳郭上各一，耳中各一。……足少阳脉气所发者六十二穴……耳前角上各一，耳前角下各一。"《灵枢·厥病》："耳聋无闻，取耳中。"《素问·气穴论》："耳中多所闻二穴。"
		应于肾、心等脏腑	《素问·阴阳应象大论》："肾主耳……在窍为耳。"《灵枢·脉度》："肾气通于耳，肾和则能闻五音矣。"《素问·金匮真言论》："南方赤色，入通于心，开窍于耳，藏精于心。"

系统层次	层次细目	论述总结	原文举要
病理	诊察	脏腑情况	《灵枢·本脏》："黑色小理者肾小，粗理者肾大，高耳者肾高，耳后陷者肾下，耳坚者肾坚，耳薄不坚者肾脆，耳好前居牙车者肾端正，耳偏高者，肾偏倾也。"
		气血状态	《灵枢·阴阳二十五人》："手少阳之上，血气盛则眉美以长、耳色美，血气皆少则耳焦恶色。"
		病位与病性	《灵枢·卫气失常》："耳焦枯受尘垢，病在骨。" 《灵枢·论疾诊尺》："婴儿病……耳间青脉起者掣痛。" 《灵枢·厥论》："厥头痛，头痛甚，耳前后脉涌有热。"
	治疗	局部病症	《灵枢·厥论》："耳聋无闻，取耳中。耳鸣，取耳前动脉。……而为耳聋耳鸣者，即从耳间之络脉以取之。"
		远端及全身性病症	《灵枢·五邪》："邪在肝，则两胁中痛。寒中，恶血在内，行善掣节，时脚肿……取耳间青脉以去其掣。" 《素问·缪刺论》："邪客于手足少阴太阴足阳明之络，此五络皆会于耳中……或曰尸厥……不已，以竹管吹其两耳。"

值得注意的是，《内经》不仅仅对耳相关生理、病理进行了较为立体的论述，且论及朴素"全息"与"应象"相关原创思维。如《灵枢·五色》全面论述了人体在面部的全息投射："庭者，首面也；阙上者，咽喉也；阙中者，肺也；下极者，心也；直下者，肝也；肝左者，胆也；下者，脾也；方上者，胃也；中央者，大肠也；夹大肠者，肾也；当肾者，脐也；面王以上者，小肠也；面王以下者，膀胱子处也；颧者，肩也；颧后者，臂也；臂下者，手也；目内眦上者，膺乳也；夹绳而上者，背也；循牙车以下者，股也；中央者，膝也；膝以下者，胫也；当胫以下者，足也；巨分者，股里也；巨屈者，膝膑也。此五脏六腑肢节之部也，各有部分。"当然，《内经》中对人体官窍也有初步的全息化论述，如《灵枢·大惑论》所论的眼目"五轮学说"："精之窠为眼，骨之精为瞳子，筋之精为黑眼，血之精为络，其窠气之精为白眼，肌肉之精为约束。"《素问·脉要精微论》《素问·三部九候论》中所述以局部脉象候全身，其中也蕴含着朴素的全息思想。应象思想在《素问》中的《阴阳应象大论》《六节藏象论》《平人气象论》等篇目中均集中体现，其实脱胎于《内经》的现

代中医基础理论体系无非围绕藏象、脉象、舌象、面象、病象等要素展开。

一、经典理论承继重在探讨耳与脏腑相关

基于《内经》等中医早期经典，我们可窥见中国古代耳穴及其医学理论体系的雏形，在这一基础之上，后世历代医家对相关理论在深化与完善中有序承继，其中最为重要的是耳与脏腑的相关。

耳从生理上联络的脏腑范围逐步扩展。《难经·四十难》载述"申者，西方金，金者肺，肺主声，故令耳闻声"；金元医家李东垣在《脾胃论》中指出"耳者……肾之窍也，乃肾之体，而为肺之用"；明代李梴在《医学入门》中认为"肺主气，一身之气贯于耳，故能听声"；清代尤在泾在《静香楼医案》中认为"肺之络，会于耳中"；清代沈金鳌在《杂病源流犀烛》中言"实因水生于金，盖肺主气，一身之气贯于耳"。另外，清代景冬阳《嵩崖尊生书》进一步将耳联络脏腑范围扩展至脾胃："脾胃一虚，耳目九窍不利，故治脾为耳症第一要义。"宏观而论，古代医家已论述了耳与整个脏腑系统的联络，如元代罗天益《卫生宝鉴》云："五脏六腑，十二经脉有络于耳者。"

清末至民国时期，山西运城地区（今山西运城市）有位人称孙三爷的老中医擅长针灸耳部治病，据孙三爷的后代孙立权先生口述："左耳为心，右耳为肾。"孙氏总结耳针不出阴阳二气，能退诸虚、强知觉、抑心神、健肝血，善能滋阴调理肾水，应乎天、人、地，乃三之总司，并具体指出了许多耳穴分布及其作用：耳郭与耳轮可以通达脾肺；耳底膜能入肾、强心；耳环能除三焦之苦；耳之上缘下达阴阳二窍，能祛风邪、治背痛；耳中环能调节新陈代谢，治九种头痛（风、火、偏、前、后、眉心、太阳、满头、头顶）；耳下垂能治癫痫、头痛，能强心抑脑；耳底根能治阵聋、暴哑；耳垂根善治胸闷；耳缘窝能治反胃、呕吐、腹痛；耳珠治诸痛、疟疾、黄疸、便秘。这些耳穴分布于整个耳郭，联络范围涵盖大部分脏腑，治疗范围涵盖周身病症。

二、现代耳穴迷走神经刺激术基础理论表达

耳穴疗法在传承耳与脏腑相关、借耳穴可论治周身病症之精华的基础上，仍立足小小的"方寸之郭"，在多学科交叉视野下，逐渐融入国家大健康战略以及世界前沿科技大局，延伸出了"耳脑相关""脑病耳治"等重点研究方向。"耳脑互联""脑病耳治"相关研究由中国中医科学院荣培晶研究员提出并牵头开展。长期以来，我国

十分重视发展脑科学，2001 年 10 月我国成为世界"人类脑计划"的第 20 个成员国。历史车轮进入新时代后，我国逐渐提出并实施"中国脑计划"，其主体是阐释人类认知的神经基础（认识脑），以脑重大疾病研究（保护脑）和通过计算机及系统模拟推进人工智能研究（模拟脑）为"两翼"。"耳脑互联""脑病耳治"是将耳穴及相关医学有机融入"中国脑计划"这一国家战略而产生的新理念。

以耳穴广泛联络周身脏腑为先导，"耳脑互联""脑病耳治"研究团队创造性地提出了耳穴迷走神经刺激相关理论与技术。研究发现，耳穴内脏区分布的迷走神经存在直接向孤束核投射的纤维，改写了既往教科书上"迷走神经耳支属于一般躯体传入纤维"的认识，结合临床神经学中刺激迷走神经耳支可引起耳 - 心反射、耳 - 肺反射等类似副交感紧张的效应，可对耳穴迷走神经刺激基础理论进行形象表达。即耳部具有上传与下达的综合调控效用，其类似人体的信息与刺激"秘书处"，既可以将刺激及信息上传至脑中枢，实现对脑及其相关调控的影响，又可以将刺激与信息下达脏腑器官，实现对周围的影响与调控。结合耳穴迷走神经刺激理论创新，凝练脏腑与脑、耳与脑关联规律，相应形成了"调枢启神"创新理论指导的"脑病耳治"新学说，推动了癫痫、抑郁症、失眠、意识障碍、认知障碍、帕金森病、孤独症谱系障碍、中风、脑病共病、功能性胃肠病的临床进展。抓住耳甲是体表唯一有迷走神经分布的区域这一关键点，形成了"经皮耳穴迷走神经电刺激"治疗脑病的新方法，形成了数字化、集成化、可穿戴的"脑病耳治"共性技术，实现技术转化，研制了我国具有自主知识产权的耳迷走神经刺激仪，带动了针灸研究"从科学出发"到"从技术出发"的范式转变。

总之，源于我国的耳穴疗法乃至耳医学，其关联的"全息""应象"原创思维深植于中医经典理论中，基于《内经》初步论述的耳医学相关理论体系雏形，其后历代医家在继承中，对耳与脏腑相关重点进行了全面、深入的探讨与发挥。在新时代背景下，我们以耳穴广泛联络周身脏腑为先导，凝练出"耳脑互联""脑病耳治"等重点方向，创造性地提出了耳穴迷走神经刺激相关理论与技术，逐步从耳穴"小切口"拓展至"脑计划"等多学科大视野，面向世界科技前沿、面向经济主战场、面向国家重大需求、面向人民生命健康，有序推进交叉性、扩展性、深化性研究与转化，使得耳部诊疗、耳穴疗法真正地蜕变为耳医学。

第二节　经皮耳穴迷走神经刺激术的现代医学理论基础

一、神经 – 免疫机制

机体免疫功能的高低和是否平衡，是许多疾病发生发展的重要原因。免疫性疾病为先天或后天性因素所致的免疫系统结构和（或）功能异常而引发的疾病。由于神经细胞和免疫细胞之间是双向通信，神经系统产生神经递质，免疫系统则通过免疫细胞产生的细胞因子对神经系统产生调节作用，两者之间的联系改变了人们对大脑作为"免疫特权"器官的传统观念。免疫系统和神经系统之间通信的改变正在成为神经发育、神经退行性疾病和神经免疫疾病的共同标志，泛素蛋白酶体机制在二者之间发挥连接作用，标准蛋白酶体及其替代能诱导对应物免疫蛋白酶体在神经细胞和免疫细胞中动态且协调地运作，以调节神经传递、氧化／炎症应激反应和免疫功能。当蛋白酶体系统失调时，标准蛋白酶体亚型与免疫蛋白酶体亚型数量的改变会导致神经元、神经胶质细胞和免疫细胞之间的通讯改变，出现各种神经免疫性疾病，包括帕金森病、阿尔茨海默病、亨廷顿病、脑外伤、癫痫、脑卒中和多发性硬化症等。

用药物提高免疫或抑制免疫见效快，但其副作用也显而易见，耳穴对免疫功能的调节具有优势。耳穴对免疫系统的作用效应主要体现在对免疫细胞（白细胞、T 淋巴细胞、B 淋巴细胞等）、免疫分子和免疫应答的调节；对细胞的数量、活性和功能均可产生不同程度的影响，具有双向良性调节作用。此外，耳穴对免疫球蛋白、补体系统、细胞因子等免疫分子亦可产生不同的调节作用。脾脏是主要的免疫器官，而迷走神经在调节脾脏功能方面发挥重要作用。在免疫性疾病中，脾脏是外周产生免疫应答的重要器官，迷走神经发挥外周免疫效应与脾组织中 α7 烟碱乙酰胆碱受体（α7nAChR）阳性细胞相关。激活迷走神经可通过降低脾脏和外周对炎症应激的反应来减少全身炎症，这种效应依赖于胆碱能抗炎通路这一调节细胞因子的生理机制。虽然脾脏不直接受迷走神经支配，但通过多个中间体（脾神经、脾 T 细胞）发挥抗炎作用。胆碱能抗炎通路的初级传入中枢是孤束核，通过副交感神经传出抑制巨噬细胞活化，在全身和局部炎症中起抗炎作用。迷走神经背核发出迷走神经传出冲动，炎症信号刺激迷走神经中上行的感觉纤维到孤束核突触传递，进而激活迷走神经中的传出纤维，刺激迷走神经的传出在网状内皮组织中的巨噬细胞附近释放乙酰胆碱，通过乙酰胆碱（ACh）激活 α7nAChR，减少脾巨噬细胞释放的促炎细胞因子。经皮耳穴迷走神经刺激术（transcutaneous auricular vagus nerve stimulation，taVNS）通过胆碱能抗炎通路（cholinergic anti-inflammatory pathway，CAP）调节免疫功能治疗免疫性疾病。从解剖学研究上看，刺激耳甲可以激活迷走神经耳支，传入中枢脑区，从而发挥调控作用。研究发现，耳穴对免疫系统的调节主要是通过 CAP 对细胞因子，如 IL-1β、IL-6、IL-10、TNF-α 进行调节，从而起到治疗作用。

（一）自身免疫性疾病

自身免疫性疾病是由免疫系统对自身抗原发起攻击，导致细胞破坏、组织损伤或器官功能障碍而引起的慢性疾病，主要包括器官特异性自身免疫病以及非器官特异性自身免疫病，如类风湿关节炎、强直性脊柱炎这类以关节炎表现为主的疾病。另外，还有系统性红斑狼疮、干燥综合征、硬皮病、肌炎、混合性结缔组织病及 IgG_4 疾病，这些都属于结缔组织病，也属于自身免疫性疾病。taVNS 在改善类风湿关节炎、系统性红斑狼疮等疾病的症状方面具有重要作用。

taVNS 激活迷走神经能够抑制炎症并减少疼痛信号的传递。类风湿关节炎（rheumatoid arthritis，RA）是一种慢性炎症性疾病，其特征是肌肉骨骼关节滑膜炎症，导致软骨及骨骼损伤和残疾。基础研究表明，taVNS 干预可经由迷走神经介导激活关节滑膜组织局部胆碱能抗炎通路系统，有效缓解 RA 模型大鼠关节滑膜炎症及骨与软骨破坏等关节炎症状，可激活中枢内的迷走－迷走反射，增强胶原诱导性关节炎（collagen-induced arthritis，CIA）大鼠关节滑膜组织中调控胆碱能抗炎通路的 α7AChR/NF-κB 信号通路的活性，抑制外周血及滑膜细胞内 TNF-α 等促炎细胞因子的分泌，缓解关节滑膜炎症及骨与软骨的破坏等 RA 症状，而以耳穴在内的体表刺激疗法，可调节自主神经活性，影响机体的免疫稳态及炎症反应等功能。另有基础研究通过观察 taVNS 对 CIA 大鼠关节骨和软骨破坏的影响，探讨其缓解类风湿关节炎的细胞与分子机制。结果显示，28 天 taVNS 治疗可有效缓解 CIA 大鼠的骨与软骨破坏症状，其机制可能与 taVNS 减少关节组织中破骨细胞的数量、降低滑膜内基质金属蛋白酶（matrix metalloproteinase，MMP）-1、MMP-3、MMP-13 表达水平及核因子 κB 受体激活因子配体及骨保护素的水平有关。在 taVNS 的干预下，CIA 大鼠脑内迷走神经传入中枢孤束核和传出中枢 DMV 区 ChAT+ 神经元被激活，从而激活完整的迷走神经通路，发挥抗炎作用，抑制 CIA 大鼠的滑膜炎症。此外，在 Freund 氏佐剂构建的实验性大鼠变态反应性关节炎中，耳穴也发挥重要作用。研究表明，无论是刺激患侧还是刺激健侧耳部穴位，痛阈都会明显提高，并且患侧局部感觉神经纤维兴奋阈值明显降低，促进下垂体甲啡呔的分泌，从而达到镇痛作用。

系统性红斑狼疮是一种累及多器官的炎症性自身免疫性疾病，症状包括肌肉骨骼疼痛、脾大，并发肾炎。MRL/lpr 小鼠模型是一种经典的自身免疫性疾病小鼠模型，以该种模型作为研究对象，基础研究已经证实，经过 taVNS 干预了 10 周后的小鼠，海马区的小胶质细胞数量减少，蓝斑酪氨酸羟化酶阳性神经元增加，NE 含量降低，延缓 SLE 周围和中枢症状以及相关的神经精神症状的进展，而且 taVNS 还改善了淋巴结坏死和脾肿大，抑制 MRL/lpr 小鼠肾炎的进展。

皮肌炎与多发性肌炎是具有皮炎、肌炎及小血管炎的结缔组织病，表现为外露部或关节背面发生红斑及毛细血管扩张，色素沉着，肌肉有肿胀、压痛甚至萎缩，以及关节运动障碍等，是常见的自身免疫性疾病。基础研究表明，在实验性自身免疫性肌炎家兔模型中，耳针能通过免疫调节、兴奋垂体 - 肾上腺皮质系统，治疗实验性自身免疫性肌炎，改善模型家兔的症状、肌酶谱、细胞免疫及肌肉病理等指标，其疗效与泼尼松相近。

白癜风也是临床上常见的自身免疫性疾病，是色素细胞损伤致皮肤黏膜以白斑为主要表现的自身免疫性疾病。在白癜风小鼠模型中，taVNS 显著缓解了白癜风症状，减少色素脱落区，调节免疫细胞的浸润，通过激活胆碱能通路间接影响 PI3K 通路的活性，从而影响毛囊再生，发挥抗氧化能力、抑制黑素细胞凋亡，达到治疗作用。

（二）神经免疫性疾病

在神经 - 免疫系统中，中枢神经系统可以调节多种神经递质的释放。5- 羟色胺（5-HT）、去甲肾上腺素（NE）是中枢神经系统的重要神经递质，它们通过影响细胞因子的分泌，进而调控免疫系统的功能。细胞因子对神经系统具有广泛而重要的调节作用，通过调节免疫系统释放的细胞因子，既可以调节机体的免疫功能，又可以改善神经系统，维持内环境的稳定。耳迷走神经可以投射到孤束核影响多个脑区，刺激耳穴能够引起大脑海马区神经元放电，使刺激信号上传到脑区，影响神经元的活动。迷走神经的神经免疫调节作用是通过调节免疫细胞和减少致炎细胞因子的胆碱能抗炎途径介导的。当机体免疫功能失调时，神经 - 免疫网络失衡，出现神经免疫性疾病，失眠也是一种常见的疾病。睡眠和免疫功能关系密切，长时间持续的睡眠剥夺或睡眠紊乱会对免疫功能产生严重影响。基础研究表明，在睡眠剥夺大鼠模型中，大鼠脾组织 TLR4 信号通路关键基因 TLR4、IRAK1、TRAF6、NF-κB 和 TRIF 的 mRNA 表达水平升高，而耳穴刺激组的 TLR4 信号通路关键基因表达水平均有不同程度下调至正常水平附近，睡眠剥夺大鼠血清因子 IL-6、TNF-α 含量升高，耳穴贴压可以抑制炎症细胞因子的释放而调整机体免疫功能，并间接改善机体睡眠。

脑卒中仍是现今常见的死亡原因及致残原因，缺血性脑卒中又是卒中最常见的类型。缺血性卒中发生后，梗死灶及周边组织出现激活的胶质细胞并伴有多种外周免疫细胞浸润，逐渐形成全脑炎症环境，主要参与免疫激活及炎症发生的 TNF-α、IL-1β、IL-6 等促炎细胞因子水平上升。研究表明，taVNS 还可以通过抑制大鼠大脑中动脉栓塞（middle cerebral artery occlusion，MCAO）模型大鼠脑缺血半暗带星形胶质细胞激活，上调缺血半暗带上 MAP2 的表达，发挥神经保护作用，减少脑缺血再灌注损伤。生长分化因子 11（GDF11）可以增加脑毛细血管内皮细胞的增殖，研究表明在缺血性脑卒中时，taVNS 可减少局灶性脑 I/R 大鼠的梗死面积并诱导血管生成，在缺血诱导 30 分钟后，进行刺激发现脑 I/R 后血浆和梗死周围大脑皮质中的 GDF11 水平显著升高，而脾脏 GDF11 水平在缺血后降低，ALK5 在梗死周围大脑皮质的 EC 中表达，可见活跃的血管重塑，taVNS 增强了中风期间脑脾沟通，改善脑缺血后再灌注损伤。吞咽困难是脑卒中发生后的常见后遗症之一，在 MCAO 大鼠模型中，taVNS 显著增加 20 秒内吞咽次数，虽然不能减轻 MCAO 后的白质萎缩，但是发现髓鞘再生得到明显的促进，但不能减轻 MCAO 后白质萎缩，白质中血管内皮生长因子（VEGF）和碱性成纤维细胞生长因子（FGF2）的表达明显上升，TLR4、MyD88、磷酸化 MAPK 和 NF-κB 蛋白水平升高，炎症因子的含量明显下降，从而抑制大鼠的白质内的炎症反应，改善卒中后吞咽障碍。脑缺血发生后，失眠也是常见的后遗症。在脑缺血后睡眠剥夺大鼠，下丘脑 5-HT、5-HIAA 和 IL-1β 含量减少，多巴胺（DA）、NE 含量显著升高。在 taVNS 干预下，耳穴刺激治疗卒中后失眠可能通过提高机体下丘脑 5-HT、5-HIAA 及细胞因子 IL-1β 的含量，降低 NE 和 DA 的含量以调节和改善睡眠。taVNS 可诱导大鼠脑缺血再灌注（I/R）损伤模型的血管生成和神经功能的改善，然而脑缺血发生后，新生血管生成不足以恢复神经功能。在实验性脑卒中大鼠模型中发现，taVNS 增加神经元和星形胶质细胞中过氧化物酶体增殖激活受体 -γ（PPAR-γ）的表达，并且高水平 PPAR-γ 体现大鼠更好的神经行为恢复，神经元损伤和梗死体积减小，血管生成增加，并且在 PPAR-γ 沉默后，taVNS 的有益作用减弱了，表明 PPAR-γ 是 taVNS 诱导血管生成和神经保护防止脑再灌注损伤的重要介质。

癫痫主要是由于脑部神经元异常放电所致，一般与遗传因素、脑发育异常等因素相关，也可由中枢神经系统感染引起，癫痫可被视为免疫介导性疾病，与免疫功能异常有关。基础研究证实，taVNS 对颞叶癫痫大鼠自发癫痫发作频率、海马区胶质细胞活性及促炎细胞因子 IL-6、抗炎因子 IL-10 表达均有影响，在 taVNS 干预下，通过对 SD 大鼠耳甲腔内耳穴"心""肺""皮质下"进行经皮电刺激干预，每日 1 次，每次 20 分钟，治疗 6 周，发现 taVNS 干预的 SD 大鼠的自发癫痫频率显著降低，而且 taVNS 干预的大鼠海马 CA1、CA3 区 Iba1、GFAP、IL-6 免疫阳性细胞数减少，海马区胶质细胞的活性下降，促炎因子 mRNA 表达水平下调，抗炎因子阳性细胞数及 mRNA 表达水平显著上调，从而减少癫痫的发生，对于难治性癫痫的大鼠也有同样的效应。部分学者通过研究发现，慢性的 taVNS 干预不仅可以上调癫痫大鼠海马组织中的单胺类神经递质及其代谢物 NE、5-HT、5-HIAA 及抑制性氨基酸 γ- 氨基丁酸（gamma-aminobutyric acid，GABA）的含量，并对海马中兴奋性氨基酸 Glu 含量有显著的下调作用，还可以显著上调癫痫大鼠海马中细胞因子 BDNF、FGF2 及 GABA 受体 GABAARα1 的 mRNA 与蛋白质的表达量，下调 GABA 转运体 Gat1 的 mRNA 与蛋白质的表达量，同时激活蓝斑和中缝背核中 C-Fos 蛋白的表达，减少海马 CA1 与 CA3 区的细胞凋亡。刺激耳甲还可以增加耳甲到孤束核的纤维投射，通过激活孤束核的活动来增强副交感神经的功能，从而去同步化脑电，抑制癫痫发作。

阿尔茨海默病（Alzheimer's disease，AD）是一种慢性神经退行性疾病，以认知能力下降为主要症状。胆碱能神经元缺失后 ACh 的减少，是导致学习记忆功能下降的病理基础，AD 患者脑区神经细胞广泛丢失及星形胶质细胞弥漫增生，星形胶质细胞主要位于损害的周围。激活的星形胶质细胞可产生大量的一氧化氮、巨噬细胞炎性蛋白因子，从而诱导神经元坏死，加重 AD 症状。基础研究表明，耳部刺激"肾""脑"后模型鼠空间分辨学习记忆能力得到明显改善，海马 CA1 区及皮质 ChAT 表达增加，通过增强脑内 AChE 活性，提高大脑 ACh 含量，改善中枢胆碱能神经系统的功能障碍，延缓衰老及痴呆，并且在耳穴的刺激下，特异性标记星形胶质细胞的 GFAP 阳性细胞数量明显减少，脑内炎症反应减轻，减少胆碱能神经元的损伤及星形胶质细胞的异常活化与增生，从而提高 AD 大鼠的认知水平。

帕金森病的发病机制中，先天免疫系统成为一个十分重要的因素。在双侧纹状体内注射多巴胺能神经毒素 6- 羟基多巴胺诱发的帕金森病动物模型中，发现 taVNS 治疗的大鼠运动缺陷得到改善，纹状体、黑质（substantia nigra，SN）和蓝斑（locus coeruleus，LC）中的酪氨酸羟基化酶以及 α7nAChR 表达含量上升，炎症细胞因子水平下降，同时增加调节性 T 细胞的数量，减少 T 辅助细胞，从而调节先天免疫反应，对多巴胺能损害产生神经保护作用，并且这种疗法优于 6- 羟基多巴胺注射治疗。并且发现较高的迷走神经刺激频率，特别是微爆发迷走神经刺激，提供了更大的改善运动功能。

痛觉过敏是在神经 - 免疫系统参与下出现的一种症状。在持续性炎症痛觉过敏小鼠模型中，研究发现，在耳支迷走神经刺激的小鼠中，通过 FPR2/ALX 通路，抑制 IL-1β、IL-6 含量上升，增加 IL-10 水平，并且左耳 10 分钟随机频率的刺激具有更持久的抗痛觉过敏作用，优于使用交替频率的经典刺激，CD86 的免疫含量增加，减轻炎症反应，从而小鼠爪肿胀程度下降，痛觉下降。

（三）超敏反应性疾病

当机体免疫功能亢进时，会出现超敏反应，其是指机体对某些抗原初次应答后，再次接触相同的抗原时所发生的引起机体生理功能紊乱或组织损伤的特异性免疫应答的反应。功能性消化不良（functional dyspepsia，FD）的症状被认为与胃运动功能障碍、胃的机械敏感性，十二指肠内的外源或内源性酸相关的化学过敏反应，以及酸清除率降低有关。在 FD 大鼠中，taVNS 可以改善交感神经平衡，增强迷走神经的传入活动，抑制迷走神经激活巨噬细胞并释放 ACh，ACh 与巨噬细胞中的 α7 烟碱型乙酰胆碱受体（α7nAChR）相互作用，抑制 NF-κB p65 信号性炎症途径，减轻炎症因子的释放，缓解内脏过敏，减轻 FD 症状。而在 taVNS 的干预下，FD 大鼠十二指肠的 IL-6、ILL-1β 和 TNF-α 的含量显著下降，ACh 及 α7nAChR 表达增加，NF-κB 信号通路受到抑制，炎症反应减轻。神经生长因子（NGF）也会加剧炎症反应，在疼痛敏感性中起着关键作用，其能引起传入神经敏化，从而引起内脏高敏反应。胃基底外释放的 NE 会依赖性地上调 NGF，增加胃扩张的内脏运动反应。研究表明，耳穴刺激可降低 FD 大鼠血浆 NE 水平，下调胃底组织中 NGF mRNA 和蛋白的表达量，从而缓解内脏高敏反应。taVNS 通过外周抗炎作用，减少血清 TNF-α、IL-6、IL-1β 的升高，升高 IL-4、IL-10 水平，减少血清脑肠肽胃动素、胆囊收缩素、胰高血糖素样肽 -1 等脑肠肽的异常分泌，降低 FD 模型大鼠胃敏感性。

（四）发育和衰老过程中的免疫问题

对于 D- 半乳糖致衰老小鼠，耳穴具有很好的免疫调节作用。基础研究发现，对于皮下注射 D- 半乳糖的衰老小鼠模型，经过耳穴刺激后，与模型组比较，衰老小鼠血清 IL-2 水平、脾淋巴细胞转化率明显升高，IL-6 水平明显降低，在一定程度上耳穴刺激可以改善衰老机体免疫功能的衰退或功能紊乱。麻醉也会导致老年大鼠出现认知功能障碍，七氟醚是常见的麻醉剂，会导致神经元死亡，抑制神经炎症的胆碱能通路的激活。因此在七氟烷作用下对大鼠进行造模，大鼠海马神经元的 RIPK1/RIPK3/MLKL- 介导的坏死性神经细胞下垂，小胶质细胞激活，神经炎症出现，在 taVNS 的干预下，吸入麻醉的大鼠海马体抗细胞凋亡减少，抑制了线粒体的凋亡，激活基底前脑胆碱能神经元，缓解老年大鼠七氟醚诱导的认知功能障碍。术后认知功能障碍已越来越多地被认为是术后的一个重要并发症，特别是在老年患者中。迷走神经刺激能改善大脑认知功能，因此采用 taVNS 治疗老年大鼠模型，探讨手术诱导的认知功能障碍方面的疗效。研究表明 taVNS 能减少术后神经炎症，使老年大鼠的海马体中 IL-1β 蛋白水平及 TNF-α、NF-κB 表达下降，并且抑制阿尔茨海默病相关病理，发挥神经保护作用。

（五）其他免疫性疾病

内毒素血症一般是革兰氏阴性菌侵入血流，大量繁殖崩解后释放大量内毒素即脂多糖（lipopolysaccharide，LPS）激活免疫细胞释放炎症因子导致的。注射的 LPS 引发先天免疫反应。革兰氏阴性菌感染严重时易导致脓毒血症发生，表现为剧烈的全身性炎症反应及组织器官继发性损伤。LPS 不会直接激活迷走神经元，但是可以激活脑干孤束尾核（caudal nucleus of the solitary tract，cNST），兴奋性神经元可以通过激活 LPS-TRAPed 抑制 LPS 诱导的炎症，通过 scRNA-seq 数据发现，激活表达瞬时受体电位锚蛋白 1（transient receptor potential ankyrin 1，TRPA1）时，迷走神经的抗炎作用显著增加，严重抑制促炎细胞因子的水平。同样，迷走神经神经节中表达降钙素相关多肽 α（CALCA）的神经元对促炎刺激有选择性反应，并且它们的化学遗传学激活显著改变了循环中促炎细胞因子的水平。因此，迷走神经既可以响应促炎信号，也可以响应抗炎信号，当抗炎信号将炎症信息从身体传递给 cNST 中的神经元时，可以发挥抗炎作用。在致死性内毒素血症中，对传入性迷走神经的电刺激降低了血清和肝内营养素水平。基础研究发现，通过 SD 大鼠尾静脉注射 LPS 可复制内毒素血症模型，给予 20 分钟 taVNS 后，大鼠血清中的炎性因子如 IL-1β 和 IL-6 水平明显降低，NF-κB p65 表达明显下调，且应用迷走神经切断术或注射 α7nAChR 拮抗剂后上述作用被逆转，说明 taVNS 激活 CAP，对内毒素血症模型大鼠发挥抗炎效应。迷走神经抑制 LPS 诱导的促凝反应，减弱了纤溶反应，并显著改善了内毒素血症大鼠的肝脏乙酰胆碱水平。而且，刺激迷走神经可以减弱血浆和脾脏促炎细胞因子的增加。在胆碱能抗炎通路中，最重要的细胞因子是 TNF-α，能激活其他促炎细胞因子，如 IL-1β、IL-6 和高迁移率族 B1（HMGB1），并扩增其他炎症介质。研究

表明 α7nAChR 亚基或迷走神经存在缺陷，taVNS 就无法抑制以 TNF-α 水平过高为特征的过度细胞因子反应，taVNS 在迷走神经完整的情况下才可发挥作用。在小鼠注射 LPS 后，小鼠脾脏中的抗骨髓过氧化酶对 LPS 诱导的炎症出现强烈表达，表明白细胞向脾脏的溢出增加，然而在 taVNS 的干预下，LPS 小鼠脾脏抗骨髓过氧化酶的水平明显下降，促炎细胞因子基因的表达水平显著降低，这种效果与 taVNS 的参数无关，但在抗炎作用上，15Hz 的参数明显优于其他。此外，LPS 诱导的免疫性疾病会增加患抑郁症的风险。基础研究已经证实 taVNS 可能通过激活脾脏 α7nAChR/JAK2/STAT3 信号通路，提高 SD 模型大鼠脾脏 p-STAT3、p-JAK2 蛋白表达，抑制外周炎症反应，减少趋化因子 CXCL1 释放，改善 LPS 诱发的大鼠抑郁样行为。在 LPS 诱导下，小鼠会出现急性肺损伤，taVNS 可以降低 LPS 小鼠的全身炎症，减轻肺水肿，抑制肺中性粒细胞浸润和网状形成，抑制 TNF-α 产生，从而改善肺损伤。基础研究也证实，在胆碱能抗炎通路上，刺激迷走神经的抗炎作用明显优于其他刺激方法。

在免疫系统中还有一类特殊的疾病，孤独症谱系障碍（autism spectrum disorder，ASD），是由于母亲接触炎症所致。基础研究表明，在 ASD 小鼠模型中，taVNS 可以增强母体免疫激活，减少小胶质细胞数量，抑制小胶质细胞 M1 极化，使 ASD 模型小鼠前额叶皮层和血液中参与神经炎症的 IL-17a 蛋白的表达减少，从而减轻焦虑，改善社交功能，因此，taVNS 可以通过抑制 IL-17a 通路，减少神经炎症，发挥神经保护和社交改善作用。

taVNS 激活的胆碱能抗炎通路在治疗 1,2- 二甲基肼（1,2-dimethy lhydrazine，DMH）诱发的结肠癌上也具有良好的作用。基础研究表明，在 DMH 给药的大鼠模型中，自主神经功能障碍非常明显，并且存在严重的过氧化损伤，抑制蛋白质和 mRNA 水平的 α7nAChR 表达。在 taVNS 的干预，taVNS 上调 CAP，促进 ACh 释放，作用于 α7nAChR 受体，进而抑制 NF-κB 向细胞核的转位，从而抑制炎症信号，并且恢复自主神经功能、细胞形态并减少氧化损伤，上调线粒体的凋亡，以抵消 DMH 诱导的结肠致癌作用，并且研究发现脉冲宽度 1ms、频率 6Hz、电压 6V、持续时间 240 分钟是最有效的，为临床治疗结肠癌提供了一个安全、副作用小的治疗方案。

肥大细胞（mast cell，MC）是免疫系统的重要细胞成分之一，通过释放颗粒介质参与机体内包括免疫防御、内分泌调控以及神经轴索反射等多种生物反应活动。当机体免疫力低下时，会导致胃溃疡的发生，MC 在其中发挥重要作用。在胃溃疡大鼠模型中发现，MC 的含量上升，MC 脱落率增加，窦壁黏膜面有明显的溃疡缺损，并已超过黏膜肌层。研究证明，选取耳穴"胃"刺激发现，穴区的 MC 脱颗粒程度异常增强，胃溃疡模型大鼠的 MC 脱落率明显减少，并且病变内脏的血液黏度发生改变，血流速度、流量明显上升，胃黏膜上皮细胞得到充足的血供，接受丰富的氧和营养物质的供应，胃黏膜上皮细胞出现再生。

肠易激综合征（irritable bowel syndrome，IBS）是一种常见的消化 – 大脑相互作用障碍疾病。在 IBS 小鼠模型中，在 taVNS 的干预下，IBS 小鼠肠肌丛区域 c-kit 阳性 Cajal 间质细胞（ICC）的数量增加，并且有效地改善肠道蠕动，调节肠道菌群，从而达到治疗疾病的目的，并且增加迷走神经张力，诱导神经递质的释放，减少 TNF-α 的释放，增加机体的抗炎反应，缓解 IBS 症状。

综上所述，迷走神经传出路径与腹腔神经节密切联系，腹腔神经节将信号传递给 T 细胞，进入脾脏的 T 细胞会释放 ACh，ACh 能与脾脏交感神经末梢神经上的 α7nAChR 结合，向脾脏巨噬细胞释放 NE 信号，从而减少 TNF-α 的释放。当 ACh 与 α7nAChR 结合时，巨噬细胞也会对 ACh 作出反应，ACh 会抑制巨噬细胞 TNF-α 的合成并降低炎症细胞因子的水平。因此，耳穴刺激可以兴奋迷走神经，上调 CAP，增加 ACh 的释放，促进 ACh 与巨噬细胞上 α7nAChR 结合，抑制促炎因子 TNF-α 的合成和分泌，增加抗炎因子的释放，减轻炎症反应，从而调节机体免疫力，改善免疫系统疾病。

二、内分泌机制

taVNS 在代谢调节中的作用同样引起了广泛关注。迷走神经通过调节胰岛素分泌、肠道激素释放等，对体内糖脂代谢产生直接影响。研究表明，taVNS 通过刺激迷走神经分支，可显著促进胰岛素分泌，增强胰岛素敏感性，从而在血糖控制中发挥重要作用。这一发现为糖尿病及代谢综合征的治疗提供了新的非侵入性干预手段，并且在体重管理与肥胖防治中展现出潜在价值。

（一）传统中医理论中耳穴与内分泌的关系

在中医脏腑理论中，内分泌系统的调节涉及多个脏腑的功能，特别是肝、脾、肾。肝在中医中主疏泄，负责调畅气机和情志活动，调节全身气血的运行。肝气郁结会导致气血不畅，进而引发内分泌系统紊乱。肝气郁结的常见表现包括月经不调、抑郁、焦虑等，这些症状在现代医学中通常与内分泌失调相关。耳穴疗法通过刺激肝穴、神门穴等耳穴，可以疏肝解郁，促进气血运行，从而帮助恢复内分泌系统的平衡。

脾是中医理论中负责运化水谷精微、生成气血的重要脏腑，脾的功能强弱直接影响气血的生化。脾主运化，脾虚则气血化生不足，气血不足则可能导致内分泌功能紊乱。脾虚常表现为消化不良、乏力、面色萎黄等症状，这些症状在现代医学中也与内分泌失调、营养不良等状态相对应。耳穴疗法通过刺激与脾胃相关的耳穴（如脾穴、胃穴），可以增强脾的运化功能，促进气血的化生，进而调节内分泌系统的功能，改善脾虚引起的相关症状。

肾是中医理论中主藏精、主水、主纳气的脏腑，肾为先天之本，关系到生殖功能、骨骼健康和生长发育等重要生理过程。中医认为，肾虚不仅影响生殖系统，还会导致内分泌功能紊乱。肾虚表现为腰膝酸软、性功能减退、不孕不育等问题，这些症状在现代医学中与内分泌失调有着直接的对应关系。耳穴疗法通过刺激肾穴、交感穴等耳穴，可以补肾益精，温补肾阳，调节性激素的分泌，改善肾虚引起的各种症状，恢复内分泌系统的平衡。

耳穴疗法不仅在调节特定脏腑的功能方面有显著作用，还通过整体调理来恢复身体的平衡。在中医理论中，气血的调和与阴阳平衡对健康至关重要。内分泌系统的正常功能依赖于体内气血的充盈和阴阳的平衡。当气血不足或阴阳失调时，会导致内分泌腺体的功能紊乱。气虚常表现为疲倦、精神不振、面色苍白等；阴虚则表现为潮热、盗汗、心烦失眠等。这些症状在现代医学中常被视为内分泌功能失调的表现，如甲状腺功能异常、更年期综合征等。耳穴疗法通过调节气血、平衡阴阳，可以有效改善这些症状。例如，通过刺激脾穴、胃穴，能够补气养血；通过刺激肾穴、神门穴，可以滋阴清热，平衡体内的阴阳，进而调节内分泌功能。

（二）taVNS 对内分泌系统的影响

taVNS 能够通过刺激自主神经纤维调节自主神经系统，进而影响内分泌系统。随着对迷走神经作用机制的深入研究，taVNS 在调节内分泌功能、改善代谢、缓解应激反应，以及调节免疫系统等方面的潜在应用得到了广泛关注。

taVNS 对内分泌系统的调节作用在很大程度上依赖于其对下丘脑 - 垂体 - 肾上腺轴（hypothalamic-pituitary-adrenal axis，HPA）的影响。HPA 轴是机体应对压力的核心调节系统，涉及下丘脑、垂体和肾上腺三大内分泌腺体。当机体面对压力时，下丘脑释放促肾上腺皮质激素释放激素（corticotropin releasing hormone，CRH），CRH 刺激垂体分泌促肾上腺皮质激素（adrenocorticotropic hormone，ACTH），

ACTH 随后促使肾上腺皮质分泌皮质醇。皮质醇是一种应激激素，能够调节血糖、免疫反应、炎症反应等多个生理过程。然而，HPA 轴的长期过度激活可能导致高皮质醇血症，进而引发一系列健康问题，如抑郁症、焦虑症、代谢综合征等。taVNS 通过刺激迷走神经，能够抑制 HPA 轴的过度活动，降低皮质醇的分泌水平，从而减轻压力对机体的负面影响。这一机制在治疗与应激相关的内分泌失调中具有重要的临床意义。

具体而言，taVNS 对 HPA 轴的调节作用在抑郁症和焦虑症的治疗中显示出巨大的潜力。抑郁症和焦虑症患者常常表现出 HPA 轴功能异常，包括皮质醇水平升高和昼夜节律紊乱。研究表明，taVNS 通过降低皮质醇的分泌，可以帮助恢复 HPA 轴的正常功能，缓解与压力相关的情绪障碍。此外，taVNS 还可能通过影响多巴胺和血清素等神经递质的分泌，进一步改善患者的情绪状态。由于这些神经递质在情绪调节中发挥着重要作用，taVNS 的这种多重作用机制为其在神经精神障碍治疗中的应用提供了理论支持。

除了对 HPA 轴的影响，taVNS 在调节代谢功能方面也展现了显著的作用。迷走神经通过直接支配胃肠道和胰腺的活动，参与调节食物的消化吸收和维持血糖水平。胰腺是负责分泌胰岛素和胰高血糖素的重要内分泌器官，这些激素在调节血糖代谢中起着核心作用。taVNS 通过增强迷走神经的活动，能够促进胰岛素分泌，增强胰岛素敏感性，从而帮助控制血糖水平。这一作用机制对糖尿病患者尤其重要。胰岛素抵抗是 2 型糖尿病的主要病理特征之一，taVNS 通过改善胰岛素的作用，可能有效缓解糖尿病患者的症状，减少血糖波动，并降低并发症的风险。此外，taVNS 还可能通过影响肠道激素的分泌，如胰高血糖素样肽 -1（glucagon-like peptide-1，GLP-1），进一步调节代谢功能。这些激素不仅有助于降低血糖，还能抑制食欲，促进体重管理。因此，taVNS 被认为是糖尿病和肥胖症等代谢性疾病的潜在治疗手段。

甲状腺功能的调节是 taVNS 在内分泌系统中的另一个关键作用领域。甲状腺是位于颈部的内分泌腺体，主要分泌甲状腺激素，包括甲状腺素（T4）和三碘甲状腺原氨酸（T3）。这些激素在调节基础代谢率、维持体温、影响心血管系统和中枢神经系统功能等方面起着至关重要的作用。甲状腺激素的分泌受到下丘脑和垂体的精细调控，具体机制涉及下丘脑分泌的促甲状腺素释放激素（thyrotropin releasing hormone，TRH）和垂体分泌的促甲状腺激素（thyroid-stimulating hormone，TSH）。taVNS 通过激活迷走神经的副交感活动，可能影响下丘脑 - 垂体 - 甲状腺轴（hypothalamic-pituitary-thyroid axis，HPT）的功能，从而调节甲状腺激素的分泌平衡。在甲状腺功能亢进或低下的患者中，taVNS 可能通过恢复甲状腺激素的正常分泌，帮助患者维持代谢的稳定。这一调节机制在甲状腺相关疾病的管理中具有重要意义，尤其是对于那些难以通过常规治疗控制的患者。

在心血管系统的调节方面，taVNS 通过迷走神经的副交感调控，能够有效降低心率和血压，改善心血管健康。这种心血管保护作用与内分泌系统的功能密切相关，尤其是在调节血管紧张素和醛固酮等激素的分泌方面。taVNS 通过降低交感神经系统的活动，减少肾上腺素和 NE 的释放，帮助控制高血压，减轻心脏的负担。这对于患有高血压、心力衰竭等心血管疾病的患者来说尤为重要，因为这些疾病往往伴随着内分泌功能紊乱。taVNS 的多重生理效应，使其成为一种有潜力的心血管保护手段，并为这些疾病的综合治疗提供了一个新的选择。

除此之外，taVNS 还可通过调节中枢神经系统，影响内分泌系统的其他方面。例如，taVNS 的应用可能影响下丘脑－垂体－性腺轴（hypothalamic-pituitary-goned axis，HPG）的活动，进而调节性激素的分泌，进而影响生殖健康和性功能。这一作用机制尚需进一步研究，但其潜在的临床应用前景已经引起了研究者的兴趣。此外，taVNS 还可能通过影响神经肽的分泌，调节食欲、情绪和行为等多方面的生理功能，这些功能与内分泌系统的健康密切相关。

综上所述，taVNS 通过多层次的机制对内分泌系统产生广泛的影响。通过调节 HPA 轴、代谢功能、甲状腺功能、免疫系统和心血管健康，taVNS 展示了其在内分泌疾病管理中的重要临床潜力。taVNS 不仅可以作为治疗抑郁症、焦虑症、糖尿病、甲状腺功能异常等内分泌失调的有效手段，还可能在预防和治疗慢性炎症性疾病、代谢综合征以及心血管疾病中发挥关键作用。未来的研究应进一步揭示 taVNS 作用机制的细节，特别是其在中枢神经系统和内分泌系统交互中的具体途径，为其在临床实践中的应用奠定更为坚实的科学基础。随着对 taVNS 机制的深入理解，这种非侵入性神经调节技术有望为内分泌疾病的综合治疗提供更加全面和个性化的解决方案。

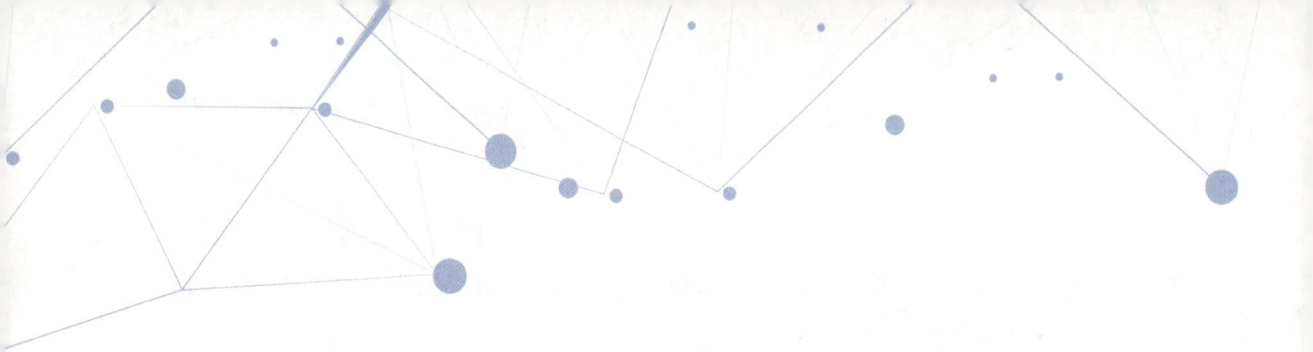

第二章
经皮耳穴迷走神经刺激术的临床研究

第一节　经皮耳穴迷走神经刺激术与中枢系统疾病

一、抑郁症

（一）taVNS 治疗抑郁症的机制和假说

1. taVNS 调节与抑郁症神经病理相关的脑功能网络

越来越多的证据表明，抑郁症与多个脑区的结构和功能异常密切相关，如情绪加工、自我表现、奖赏、外部刺激（如应激、悲痛）的交互影响。基于边缘－皮质功能失调假说，重性抑郁症所牵涉的脑区与两个部分相关：一是植物－躯体部分，包括扣带回、前脑岛、海马、下丘脑、杏仁核；二是记忆力－认知部分，包括背侧额区、背侧扣带回、下顶叶皮层和后扣带回。基底神经节和丘脑位于上述两部分中间，起到重要的关联作用。神经解剖学显示，迷走神经耳支（auricular branch of the vagus nerve，ABVN）可投射到孤束核，孤束核可与蓝斑、臂旁核、导水管周围灰质、下丘脑、丘脑、杏仁核、海马、前扣带回皮质（anterior cingulate cortex，ACC）、前脑岛、前额叶皮质等很多脑区发生联系。因此，迷走神经可直接或间接与抑郁相关的皮质－边缘－丘脑－纹状体神经环路发生联系，并影响上述脑区的功能活动（图 2-1）。

最近的神经影像学研究显示，与对照组相比，taVNS 可对"经典"的中枢迷走投射区产生激活效应，如孤束核、中缝背核、蓝斑、臂旁核、下丘脑、杏仁核、前扣带回皮质、前脑岛和伏核。例如，我们最近通过 fMRI 研究发现，与假针刺组相比，taVNS 可使重性抑郁症患者前脑岛信号增强。经过 taVNS 治疗 4 周后，试验组患者

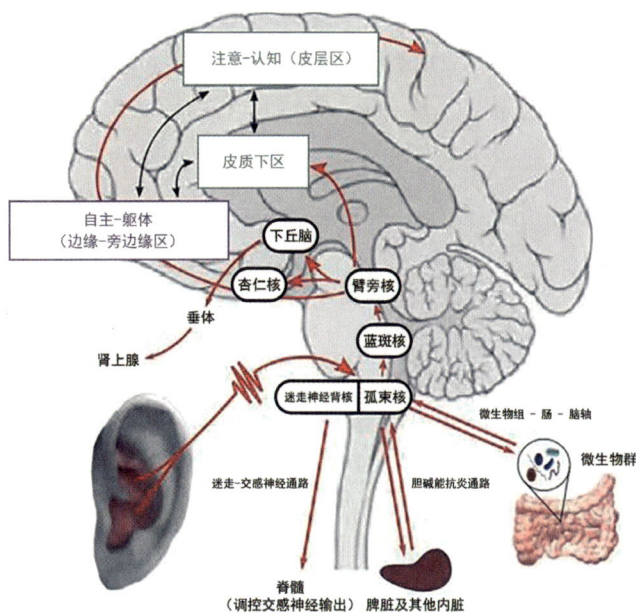

图 2 - 1　taVNS 抗抑郁效应的脑网络及炎症反应机制示意图

岛叶活动水平与其汉密尔顿抑郁量表得分的下降程度以及临床症状的改善密切相关。上述结果与以往的研究相一致，该研究还发现前脑岛在基线的代谢活动能够反映治疗效应，但仍需更多的研究对此结果加以验证。另外，我们发现 taVNS 治疗 1 个月后，与假针刺组比较，默认模式网络（default mode network，DMN；与抑郁症密切相关的重要网络）、前脑岛和旁海马之间的静息态功能连接（resting-state functional connectivity，rsFC）下降，而 DMN 与眶前额叶皮层和楔前叶之间的功能连接则增强，而这些功能连接的增强与汉密尔顿抑郁量表得分的下降程度也具有明显的相关性。另一个研究发现，与假针刺组比较，taVNS 能够明显增强右侧杏仁核和左侧背外侧前额皮质的静息态功能连接，这表明 taVNS 改变了情绪和认知结构之间的功能连接。这些结果进一步阐明，taVNS 对与抑郁症发生相关的脑区具有广泛的调节作用。

综上所述，我们提出假说认为，taVNS 可能直接或间接调控与抑郁、情绪和认知相关关键脑区的功能活动和连接，包括下丘脑、丘脑、杏仁核、海马、前扣带回皮质、前脑岛、前额皮质和腹侧纹状体。

2. taVNS 可能通过调节免疫系统缓解抑郁症状

文献研究显示，应激会引起认知、情感及其他可能的生物反应从而加重抑郁症发生的风险。研究发现，免疫反应可能在此过程中发挥重要作用。特别是神经免疫敏化反应，将通过应激状态而被激活，进而引起行为的改变，包括情绪低落、自杀、疲倦、精神运动性迟滞、社会行为障碍等抑郁症患者的常见症状，而下丘脑、前脑岛、前扣带回皮质在此过程中发挥重要作用。

研究表明，迷走神经在脑－免疫系统之间的双向连接和中枢神经系统以外免疫反应加重状态的缓解中具有关键作用，可能通过两条通路参与调节免疫系统功能：激活下丘脑－垂体－肾上腺轴（HPA轴）及通过糖皮质激素抑制外周炎症反应；通过"炎症反射"机制。在炎症反射中，炎性细胞因子的集聚将激活迷走神经投射到孤束核的传入信号，来源于孤束核的传出神经纤维到达迷走神经背核，后者发出的神经纤维投射到如脾、肝等内脏的神经节。然后，靶器官释放的乙酰胆碱激活局部的α7nAChR巨噬细胞，而炎性因子生成的减少将抑制免疫系统的活性。动物实验研究显示，迷走神经刺激可降低缺血再灌注小鼠血浆和器官内肿瘤坏死因子（TNF-α）的水平。颈动脉窦按压可通过迷走神经传出纤维的反射活动阻止心脏的快速性心律失常，在此理论的基础上，有研究发现taVNS可通过压力垂直反射，降低血浆高迁移率族蛋白（high mobility group box-1 protein，HMGB1）和TNF-α水平进而提高脓毒血症小鼠的存活率。赵（Zhao）及其同事发现taVNS可抑制血浆促炎细胞因子，如肺组织TNF-α、IL-1β、IL-6和NF-κB p65的表达。另外，由于心率变异性可用于评价迷走紧张程度，有研究也证实taVNS可能通过抗炎机制缓解重性抑郁症患者症状。例如，通过观察成人、儿童、青少年的高频心率变异性与抑郁严重程度呈负相关关系，发现抑郁症与迷走神经活性降低密切相关。同时，该研究还发现，心率变异性指标的降低与血浆C反应蛋白、IL-6和TNF-α的增加密切相关。同时，如类风湿关节炎等疾病患者的免疫调节能力下降，迷走神经活性比正常对照组患者显著降低，其血浆HMGB1水平升高，而副交感神经紧张性与炎性标记物（IL-6和C反应蛋白）呈现明显的负相关关系。

研究表明，taVNS可能是通过抑制免疫反应而至少部分缓解重性抑郁症患者的临床症状。

（二）taVNS治疗抑郁症的临床应用

首例应用taVNS治疗重性抑郁症的临床研究是由Hein展开的。他们设计了一个叠加临床试验（抗抑郁药物＋真taVNS或假taVNS）来探讨taVNS方法对重性抑郁症患者的疗效，研究发现，与假针刺组相比，真taVNS组患者贝克抑郁量表得分在治疗2周后（每周治疗5次）得到明显改善。但是，汉密尔顿抑郁量表在两组间并未见显著差异。我们课题组对 160 例重性抑郁症患者进行了一项非随机临床研究，对患者进行 taVNS 操作培训后嘱其在家中自行治疗。本研究有两个队列，第一队列患者（91 例）接受 12 周 taVNS，第二队列（69 例）先接受 4 周假 taVNS，再接受 8 周真 taVNS。4 周后，taVNS 组患者 24 项汉密尔顿抑郁量表得分比假 taVNS 组下降更为明显，且该临床疗效可持续到第 12 周。最近的一项单臂试验中，Trevizol 及其同事招募了 12 例重性抑郁症患者，并探讨了在双侧乳突进行 taVNS 的疗效。所有患者在 2 周内进行了 10 个阶段的 taVNS 治疗。每天使用黏附橡胶电极对迷走神经耳支进行电刺激 30 分钟。结果表明，患者汉密尔顿抑郁量表 17 项得分在 2 周治疗后明显下降。所有患者汉密尔顿抑郁量表得分都得到 50% 的改善，被定义为均产生临床效应，该疗效可持续至治疗后 1 个月。

虽然上述研究表明，taVNS 能够改善重性抑郁症患者的临床症状，但并没有研究表明该方法是如何调节重性抑郁症患者特定症状的。为了解决该问题，我们又重新分析了之前的数据，试图探讨 taVNS 是如何调节重性抑郁症患者汉密尔顿抑郁量表得分的。研究发现，与假 taVNS 比较，一个月的 taVNS 治疗可显著减轻重性抑郁症患者的多种症状，如焦虑、迟滞、睡眠障碍、绝望等，且认知障碍和昼夜变化也出现了改善的趋势。

taVNS 是一种十分安全且耐受良好的治疗方法，但也有报道称其会产生轻中度不良反应，包括耳鸣或刺激前后的局部反应（如疼痛、感觉异常、瘙痒），长期的心脏安全性是一个潜在的问题。由于右侧迷走神经传出纤维可投射到心脏，因此颈部迷走神经干刺激一般作用于左侧。由于耳迷走神经不存在直接向心脏投射纤维，因此，左侧和右侧的耳迷走神经刺激都是安全的。克雷策（Kreuzer）教授的研究通过测量 EKG 变化评价 24 个月 taVNS 的疗效，发现对一些预先就有心脏病变的耳鸣患者，taVNS 对其心脏功能的节律效应并不会产生影响。另外一项关于 taVNS 治疗重性抑郁症患者的研究发现，2 周的 taVNS 对心率、血压以及血液测量值等都不会造成影响。因此，对于 taVNS 来讲，无论是左侧还是右侧都是安全的。有趣的是，与耳甲腔的 taVNS 相比，双侧乳突的刺激似乎会产生更多的不良反应。在特雷维佐尔（Trevizol）的研究中，12 例患者中有 10 例患者在刺激后出现轻度白天困倦的症状，4 例患者出现轻中度恶心症状，6 例患者出现轻中度的紧张性头痛，但这些症状也都无须进行药物干预。我们猜测这可能是由于双侧刺激时电流通过大脑造成的。因此，双侧乳突 taVNS 所造成的不良影响需要更多的研究去探讨。

总而言之，研究显示 taVNS 对治疗重性抑郁症是一种十分安全的、耐受性良好的且极具前景的新型疗法。可以显著减少重性抑郁症患者的多种症状，如焦虑、迟滞、睡眠障碍和绝望等，同时 taVNS 对以上述症状为主诉的其他疾病也具有很好的疗效。

二、癫痫

癫痫是一种常见的神经系统疾病，其特征是由大脑神经元异常放电引起的反复发作的短暂脑功能失调。这种异常放电可以发生在大脑的任何区域，并且可能扩散到整个大脑，导致多种多样的症状。癫痫可以分为几大类，包括与部位有关的癫痫、全面性癫痫、不能确定为部分性或全面性的癫痫或癫痫综合征，以及特殊综合征。癫痫的发作形式多样，可以从简单的局部感觉异常到复杂的全面性发作，如大发作（全身性强直 – 阵挛发作），表现为突然失去意识、全身抽搐等。小发作（失神发作）则表现为短暂的意识丧失，通常没有明显的肢体动作。此外，还有精神运动性发作（复杂部分性发作）、局限性发作等类型。

癫痫的病因复杂，可以是遗传因素、脑部结构异常、脑损伤、感染或其他未知原因。治疗方案通常包括抗癫痫药物、手术干预和其他管理策略，如生物反馈和神经调节技术等。近年来，非侵入性神经调节技术，如 taVNS，作为一种新兴的治疗手段，正在被越来越多地研究和应用，为癫痫患者提供了新的治疗选择。癫痫发作分型复杂，临床常见以下几种。

1. 部分性发作（开始仅限于一侧大脑的某一部分）

（1）单纯部分性发作：又称局灶性癫痫，多无意识障碍，表现为口角、眼睑、手指和足趾等局部重复动作，麻木、针刺感、幻觉，自主神经症状和精神症状。

（2）复杂部分性发作：又称精神运动性发作，对环境接触不良，对别人言语无反应，有搓手等无意识动作，事后不记得。部分性发作继发为全面性强直阵挛性发作，又称为先兆。

2. 全身性发作（两侧大脑半球开始就同时受累，有意识障碍）

（1）失神性发作：分为典型（小发作）和非典型发作。①典型发作表现为意识丧失，突然发生或突然停止，一般持续 5 ~ 30 秒，清醒后对发作无记忆。②非典型发作的意识障碍发生和休止比典型者缓慢，肌张力改变较明显。

（2）强直阵挛性发作：又称大发作，以意识丧失和全身强直性最后阵挛性抽搐为特点，发作到恢复意识一般要 5 ~ 10 分钟。一次癫痫发作持续 30 分钟以上或连续多次发作，发作期间意识没有恢复到正常情况，为癫痫持续状态。

（3）肌阵挛性发作：突然、短暂、快速的肌肉收缩，可遍及全身，也可只发生于面部、躯干或肢体。

癫痫是一种慢性疾病，需要长期的管理和治疗。患者的预后取决于癫痫的具体类型、发作频率，以及对治疗的反应。随着医学的持续进步，越来越多的癫痫患者的病情得到有效控制，他们的生活质量也有所提高。

（一）taVNS 治疗癫痫的原理和机制

taVNS 是一种非侵入性的神经调节技术，可用于治疗多种神经系统疾病，包括癫痫。taVNS 通过刺激耳部迷走神经的外周分支来调节中枢神经系统的功能，进而达到治疗目的。

纤维投射理论：当 taVNS 刺激迷走神经时，信号会通过这些纤维传递到大脑的不同部位，从而影响大脑的功能。迷走神经的中枢突最终投射于延髓孤束核。孤束核位于延髓背内侧，是一个含有大量分散神经元的神经核。当迷走神经受到刺激时，信号会首先传递到孤束核。孤束核通过多个途径与其他脑区域相联系，包括下丘脑、杏仁核、背侧中缝核和丘脑等。丘脑随后将信号发送到大脑皮质的多个区域，包括前额叶、颞叶和顶叶等，这些区域与癫痫发作的产生和传播有关。

递质学说：taVNS 通过调节大脑内抑制性神经递质和兴奋性神经递质的比例，从而影响大脑的神经元活动状态，从而达到控制癫痫发作的目的。在大脑中，存在多种神经递质，包括抑制性递质（如 GABA）和兴奋性递质（如谷氨酸）。这些递质在维持神经元的正常活动和防止异常放电方面发挥着重要作用。taVNS 通过调节大脑内递质的平衡，尤其是 GABA 和谷氨酸之间的平衡，从而影响大脑的整体兴奋性和抑制性状态。通过提高抑制性递质的水平和降低兴奋性递质的水平，taVNS 可以帮助控制癫痫发作。有研究表明，在接受 taVNS 治疗后，患者的脑脊液中 GABA 的含量显著增加，而谷氨酸的水平则有所下降。这种递质水平的变化与癫痫发作频率的减少呈正相关，说明 taVNS 能够通过调节递质平衡来减少癫痫发作。随着对 taVNS 机制的更深入了解，这一疗法有望为癫痫患者提供更为有效的治疗选择。

非特异性唤醒机制假说：这一假说主要关注的是 taVNS 如何通过调节大脑的唤醒状态来影响癫痫发作的频率和严重程度。该理论认为，taVNS 可以通过刺激迷走神经，进而激活大脑内的非特异性唤醒系统，调节大脑的整体唤醒水平，从而影响癫痫发作。迷走神经不仅与大脑内的孤束核相连，还与中脑网状结构有直接或间接的联系。中脑网状结构是大脑内负责调节觉醒状态的一个重要区域，它通过多个神经递质系统来调节大脑的唤醒水平。癫痫发作与大脑的唤醒水平有着密切的关系。例如，睡眠不足、疲劳或过度兴奋都可能诱发癫痫发作。适度的唤醒水平可以帮助稳定大脑的状态，减少癫痫发作的可能性。taVNS通过刺激耳部的迷走神经分支，激活迷走神经的传入纤维，进而影响中脑网状结构的活动。通过调节中脑网状结构的活动，taVNS可以间接调节大脑的唤醒水平，使大脑保持在一个较为稳定的唤醒状态。taVNS可能通过调节中脑网状结构中神经递质的释放来影响大脑的唤醒水平。改变大脑皮质的活动模式有助于减少异常神经元放电的可能性，从而减少癫痫发作。通过调节大脑的唤醒水平，taVNS可以帮助调整大脑的整体兴奋性，避免过度兴奋导致的异常放电。适当的唤醒水平有助于维持神经元网络的稳定，减少癫痫发作的风险。

其他机制假说：taVNS治疗后，脑电波的棘波发放频率减少，这与癫痫发作频率的减少呈正相关关系。减少棘波发放频率意味着抑制了异常神经元放电，有助于控制癫痫发作。同时，使用功能磁共振成像测量taVNS后的血氧水平变化，发现左侧的蓝斑核、丘脑、额叶皮层、后扣带回及岛叶等区域的血氧水平增加。血氧水平的提高反映了这些区域的活动增强，有助于抑制癫痫发作。正电子发射断层扫描研究表明，taVNS后双侧丘脑、下丘脑、小脑半球下部和中央后回的血流量增加。双侧海马、杏仁核和扣带回后部的血流量减少，这些区域与癫痫发作有关。使用氟脱氧葡萄糖正电子发射断层扫描研究显示，在初始刺激时，左侧海马的葡萄糖代谢降低。海马葡萄糖代谢的降低可能反映了taVNS对癫痫发作源的抑制作用。taVNS治疗癫痫的机制涉及多个层面，包括调节递质平衡、调节大脑的唤醒水平、影响脑电波、改变血氧水平、调节脑血流量、影响葡萄糖代谢等。这些机制共同作用，帮助减少癫痫发作的频率和严重程度。随着研究的深入和技术的进步，taVNS在癫痫治疗领域的应用前景十分广阔。然而，taVNS治疗癫痫的确切机制还有待进一步研究。

（二）taVNS治疗癫痫的临床研究

国内外已有大量研究证明，taVNS不仅能有效减少癫痫发作次数，且安全可靠，同时能改善患者情绪，提高患者的认知水平，显著提高患者生活质量。一项具有高随访率的研究结果表明，经taVNS治疗后患者癫痫发作频率减少了75%，比VNS治疗大约降低29.0%。这证明外耳耳穴刺激是一种安全的治疗癫痫的方法。由于神经控制论假说系统测试和VNS植入手术费用昂贵，部分癫痫患者难以负担。而迷走神经刺激疗法也有一定的不良反应，并且由于植入设备的电池寿命只有10年左右，患者必须十年后更换设备。研究表明，在治疗8周后，taVNS组和对照组分别有41.0%

和 27.5% 的患者癫痫发作次数减少。治疗 8 周后，taVNS 组和对照组的平均癫痫发作频率百分比分别降低了 42.6% 和 11.5%。两组差异具有统计学意义。因此，耳郭刺激是一种有效的治疗难治性癫痫的方法，尤其是对于单纯部分性癫痫和青少年癫痫。2012 ~ 2014 年，德国完成了一项"taVNS 治疗药物难治性癫痫的随机、双盲对照试验"，患者被随机分为 2 组（对照组：1Hz；治疗组：25Hz），脉宽 250μs，开 30 秒、关 30 秒，每天治疗 4 小时。治疗 20 周后，与基线相比，25Hz 组癫痫发作频率显著降低。

taVNS 以迷走神经刺激术为基础，以中医科学院针灸研究所提出的"耳针可能通过激活 ABVN- 孤束核通路，增强副交感紧张性，进而抑制癫痫"为原理，进行癫痫发作频率的控制。迷走神经刺激术是将螺旋刺激电极缠绕于左侧颈部迷走神经主干，通过长期、间断刺激迷走神经以达到治疗目的的神经调控技术。多项研究显示，迷走神经刺激术控制癫痫发作的疗效随时间的推移而显著提高，对儿童癫痫发作也有良好效果。2013 年，美国神经病学学会（American Academy of Neurology，AAN）报告，迷走神经刺激术可以使 55% 的 LGS 综合征患者发作频率减少 50%。对于难治性癫痫患者，迷走神经刺激术是一种有效的辅助治疗措施，无抗癫痫药物所致的肝肾功能损害和认知功能障碍等不良反应。

taVNS 治疗癫痫发作的机制与中医渊源已久。癫痫属于中医"痫证"的范畴。其发病机制被认为是肝、脾、肾三脏的功能失调。针灸治疗癫痫具有无不良反应、长期使用等优点。Shu J 等的研究结果表明，电刺激皮质下、神门、枕、脑等耳穴，可以抑制皮质癫痫脑电图，改善行为学表现，耳穴具有抗癫痫的作用。加拿大学者文图雷拉（Ventureyra）提出经皮迷走神经刺激的概念也是受启发于中国传统针灸疗法，为中医科学院针灸研究所提出的治疗原理提供了充分依据。

三、失眠

失眠是一种睡眠连续性障碍，以入睡困难、睡眠维持困难或早醒为主要表现，或伴有日间思睡、疲劳、情绪障碍或认知障碍，以及对睡眠的担忧和不满等。失眠的患病率呈逐年上升的趋势，全球高达 1/3 的成年人深受其影响，其中约有 50% 的患者最终发展为慢性失眠。

失眠属于中医"不寐"的范畴，也被称为"目不瞑""不得眠""不得卧"等，以经常不能获得正常睡眠为主诉，包括难以入睡、夜间易醒或早醒，醒后难以再次入睡等症状。中医学认为，睡眠是脏腑阴阳、卫气营血相互协调，并与自然界变化规律相结合而共同完成的一项基本生理过程，由脑神所统、心神所主、五脏神所调。《灵枢·大惑论》言："夫卫气者，昼日常行于阳，夜行于阴，故阳气尽则卧，阴气尽则寤。"《灵枢·营卫生会》："人受气于谷，谷入于胃，以传与肺，五脏六腑，皆以受气，其清者为营，浊者为卫。……卫气行于阴二十五度，行于阳二十五度，分为昼夜，故气至阳而起，至阴而止。"因此，人体脏腑阴阳的协调，营卫之气的正常运行，是维持正常睡眠的基础。不寐多由阴阳不交、营卫失和、脏腑功能紊乱，从而造成神明被扰、神不守舍或神不安舍等。《灵枢·大惑论》曰："卫气不得入于阴，常留于阳。留于阳则阳气满，阳气满则阳跷盛，不得入于阴则阴气虚，故目不瞑矣。"《灵枢·营卫生会》载"老者之气血衰，其肌肉枯，气道涩，五脏之气相搏，其营气衰少而卫气内伐，故昼不精夜不瞑"，说明营卫失和、营卫虚衰均是导致不寐的病因病机。《景岳全书》曰"寐本乎阴，神其主也，神安则寐，神不安则不寐"，体现了不寐与"神"密切相关。《素问·八正神明论》曰"血气者，人之神，不可不谨养"，"心主身之血脉"，"心者，君主之官，神明出焉"，体现了心为五脏六腑之大主，主司各种精神意识思维活动，心血旺盛，则神气得养、心安神宁。当心神被扰，影响心藏神的功能，导致神失安宁，出现失眠的症状。

2017 年，有团队开展了一项病例对照研究，观察和评价 taVNS 治疗原发性失眠及其情感障碍的临床疗效。对 35 例失眠兼情感障碍患者于耳甲迷走神经分布区使用外置式耳迷走神经刺激仪（TENS-200A 型）治疗，每次 30 分钟，每日 2 次，每周 5 日，持续治疗 4 周，第 6 周末进行随访；经治疗后，患者第 4 周末及第 6 周末随访时 PSQI、HAMA、HAMD 评分较治疗前均有不同程度下降，差异有统计学意义。本研究说明 taVNS 可显著提高失眠患者的睡眠质量及缓解其伴随的焦虑抑郁等症状。为进一步验证经皮耳穴迷走神经刺激治疗失眠的临床疗效，本团队及其他团队陆续开展了 taVNS 治疗失眠的系列随机对照研究，试验均以刺激耳甲部迷走神经分布区的心、肾穴为治疗组（taVNS 组），以刺激无迷走神经分布区的耳舟部肩、肘穴作为对照组（tnVNS 组）；治疗参数均为疏密波，4/20Hz，强度以患者耐受而不产生疼痛为度，一天两次，每次 25 ~ 30 分钟，每周至少 5 天，连续治疗 4 周；分别评估两组治疗前后患者 PSQI、ISI 评分及焦虑抑郁、SF-36 等量表的评分。研究均证实 taVNS 治疗失眠有效，但研究间的结论存在差异性。吴骁等采用随机单盲研究发现，taVNS 组治疗后的 PSQI、ISI、SDS、SAS 及 SF-36 总分均低于 tnVNS 组。本团队单中心小样本随机双盲对照试验发现，taVNS 治疗失眠的有效率显著高于 tnVNS 组，但 taVNS 组治疗后的 PSQI、HAMD 及 HAMA 评分与 tnVNS 组相比均未见明显差异。另外，该团队的一项多中心随机双盲对照试验也发现，taVNS 可以显著降低 PSQI、HAMD、HAMA、FFS 及 SF-36 量表评分，提高失眠患者的睡眠质量及缓解其伴随的焦虑抑郁、疲劳等症状，但与 tnVNS 组相比未见明显差异。综上所述，taVNS 治疗失眠有效，但现有研究存在结论不统一、刺激参数及治疗疗程单一等问题，因此，仍需进一步研究以探索 taVNS 治疗失眠的最佳方案。

为进一步观察 taVNS 刺激参数对失眠临床疗效的影响，本团队近期开展了一项不同刺激强度 taVNS 治疗失眠的随机对照研究，即将失眠患者随机分为最大耐受强度组（刺激强度波动在 0.8～1.5mA）及微弱刺激组（刺激强度为 0.1mA），两组各 36 例，治疗 8 周，随访 12 周。观察两组治疗后 PSQI、ISI、HAMA、HAMD、FFS 及 ESS 评分的变化。本研究发现，最大耐受强度的 taVNS 及微弱刺激组均可改善失眠患者的睡眠质量及降低失眠严重程度，并可改善其伴随的焦虑、抑郁、疲劳及嗜睡等症状，且最大耐受强度 taVNS 的临床疗效显著优于微弱刺激组，疗效可维持 3 个月。

同时，该项研究观察了 taVNS 治疗疗程对失眠临床疗效的影响。既往多项 taVNS 治疗失眠的疗程均是 4 周，治疗结束后 PSQI 评分平均值波动在 6～8.8，且疗效可维持 4～6 周。为进一步探讨 taVNS 治疗疗程对失眠患者临床疗效的影响，本研究观察了 taVNS 治疗 4 周与治疗 8 周的临床疗效差异，结果发现，最大耐受强度的 taVNS 治疗 8 周改善睡眠质量及其伴随的焦虑抑郁、嗜睡及疲劳等症状的疗效显著优于治疗 4 周。这与一项电针治疗失眠合并抑郁症的研究一致，即电针改善失眠患者睡眠质量的最佳疗程为 8 周。

综上所述，taVNS 作为耳穴疗效的创新，是一种新型的非药物疗法，可有效提高失眠患者的睡眠质量，改善其伴随的焦虑抑郁、疲劳及嗜睡等症状，在失眠的治疗中发挥重要作用。但目前 taVNS 治疗失眠的刺激参数及治疗疗程单一，为更好地发挥 taVNS 在失眠治疗中的应用，仍需要高质量的随机对照研究以探讨 taVNS 刺激参数等因素对临床疗效的影响。

四、慢性意识障碍

在中医理论中，慢性意识障碍通常被归类为"神昏""中风"的范畴。神昏是指由于各种原因导致的神志不清、意识丧失或精神错乱等症状。在《温病条辨》中，多处论述了湿浊与热相合致神昏的情形，如"湿温邪入心包，神昏肢厥""湿温久羁，三焦弥漫，神昏窍阻"等。《素问·生气通天论》中提到："大怒则形气绝，而血菀于上，使人薄厥。"这里描述了因大怒导致的中风症状，即突然昏倒、不省人事。同时，《内经》还有"仆击""偏枯""风痱"等与中风相关的描述。《伤寒明理论》中将其定义为："神昏，即神志昏迷不清，或不省人事。""金元四大家"之一李东垣在论述中提到："热入血室，昼日明了，夜则谵语。"这里描述了因热邪入侵导致的神昏，特点是昼夜症状有别。《医林改错》中提到"中风后半身不遂，语言謇涩，神昏失语"，指出中风后可能出现语言障碍和神志不清的症状；《灵枢·调经论》中提到"血并于上，气并于下，乱而善忘也""蓄血在上善忘"，描述了中风后可能出现的记忆障碍；《医学衷中参西录》中记载"中风之证，忽然昏倒，不省人事，或痰涌、漉漉有声，或口眼喎斜，半身不遂"，详细描述了中风后的多种症状表现。

部分危重症患者因严重的脑损伤难以从昏迷中醒来，持续 28 天以上即进入慢性意识障碍，俗称"植物人"。慢性意识障碍包括植物状态 / 无反应觉醒综合征（vegetative state/unresponsive wakefulness syndrome，VS/MCS）和最小意识状态（minimally conscious state，MCS）。VS/UWS 仅保留脑干基本反射及睡眠 - 觉醒周期，但无有目的行为。相反，MCS 存在波动但可重复的意识征象，例如遵嘱运动、视物追踪、痛觉定位。进一步细分，MCS 可分为 MCS⁻ 和 MCS⁺。MCS⁻ 患者在临床上表现出视物追踪、痛觉定位以及有方向性的自主运动，然而他们无法按照指令完成活动。而 MCS⁺ 患者则能够通过眼动、睁闭眼或肢体的稳定方式响应指令，但仍然无法与外界建立功能性交流，也无法有目的地使用物品。

（一）taVNS 治疗慢性意识障碍的机制假说

目前，由于 taVNS 对意识障碍（disorders of consciousness，DoC）的研究较少，其潜在的神经生理机制尚不清晰。布里安德（Briand）等提出了 taVNS 治疗 DoC 的作用机制假说：电刺激迷走神经耳支，激活位于脑干下部的三叉神经核和孤束核，激活位于脑干上部的蓝斑核和中缝核，蓝斑产生 NE 并调节大脑活动。同时，中缝核产生血清素，调节大脑边缘系统和额叶皮层的一些结构。多项研究已证实，taVNS 可以有效调节健康人群的注意力和认知功能，这种调节作用是通过激活孤束核实现的，其潜在机制可能是通过激活蓝斑的传入迷走神经引起相关的神经递质浓度变化，如 γ- 氨基丁酸等，γ- 氨基丁酸浓度的改变被认为对认知功能的改善起到关键作用。taVNS 可以通过调节血管平滑肌的张力来影响脑部的血流动力学，从而改变神经元的代谢活动和功能状态。这种血流量的变化可能进一步影响认知、情感和意识等高级脑功能。人们普遍认为，意识的恢复与丘脑皮层的再生相关。一项研究表明，taVNS 在健康受试者的前额叶皮层诱导了显著的血氧水平依赖信号变化。与对照组相比，

taVNS 刺激组在前额叶、丘脑、杏仁核和后扣带回的血氧水平依赖信号强度升高。丘脑选择性地将信息传递到皮层的各个部分，这与睡眠调节和意识密切相关，甚至在调节觉醒方面起着关键作用。先前的研究发现，情绪刺激可以激活后扣带回皮层，后扣带回是边缘系统的一部分，调节与情绪和记忆处理相关的过程。丘脑基础代谢水平的提高导致大脑皮质脑血流量的增加，包括枕叶的躯体感觉皮层、颞上回和中回，以及前额叶的执行控制皮层。同时，提高脑岛的基础代谢率会导致躯体感觉皮层和前额叶皮层代谢增加，这两个皮层都在内感系统中发挥作用。内感系统在保持身体的动态平衡和增强自我意识方面发挥着至关重要的作用。在连接大脑的各种感觉通路中，迷走神经是其中重要的一环，因此，taVNS 亦可能是通过迷走神经激活内感系统从而促进意识的恢复。

（二）taVNS 治疗慢性意识障碍的临床研究现状

迷走神经是自主神经系统中最强的副交感神经，由 80% 的传入纤维和 20% 的传出纤维组成。迷走神经刺激疗法是通过电刺激迷走神经来调节大脑活动。迷走神经耳支的分布主要集中在耳甲区，包括耳甲腔和耳甲艇。因此，电刺激迷走神经的耳支可产生与经典迷走神经刺激类似的效果，且不存在围手术期的风险。之前的一些研究结果表明，迷走神经刺激可调节或激活与意识控制相关的皮质和皮质下区域，包括皮质小叶、伏隔核、下丘脑、内侧前额叶皮质、背外侧前额叶皮质、前扣带回皮质和后扣带回皮质。

尽管 taVNS 仍处于科学研究和临床应用的初级阶段，但由于其安全、方便、价格低廉、易于使用的特点，可以用于患者居家治疗并降低日常费用的支出，故而越来越受到临床医生和科研人员的重视。到目前为止，相关研究表明 taVNS 对 DoC 患者是可行和安全的。2017 年，我们团队报道了全球首例 taVNS 促醒 DoC 患者的案例。一名 73 岁的女性患者，在接受 taVNS 治疗 4 周后，CRS-R 的评分由 6 分恢复到 13 分，意识状态由 VS 恢复到了 MCS。fMRI 结果显示，患者的后扣带回 / 楔前叶、下丘脑、丘脑、腹内侧前额叶皮层和颞上回之间的功能连接性增强，而后扣带回和楔前叶与小脑之间的功能性连接性减弱。我们团队认为，taVNS 可以使患者的大脑默认模式网络的功能连接增强，这可能是其意识恢复的主要原因。

2021 年，我们团队报告了 taVNS 对 DoC 患者脑血流动力学的影响。该研究共计纳入 10 例 DoC 患者，其中 5 人对听觉刺激有反应，5 人对听觉刺激无反应。经过 4 周的 taVNS 治疗后，对听觉刺激有反应的患者多个脑区的脑血流量增加，CRS-R 评分显著提高，格拉斯哥预后评分（glasgow outcome scale，GOS）显示预后良好。相比之下，对听觉刺激无反应的患者，经 taVNS 治疗后脑血流量的增加相对较弱，仅左侧小脑的脑血流量显著增加，CRS-R 评分和 GOS 评分均无明显变化。因此，听觉功能的保留，可能是 taVNS 治疗 DoC 患者有效的前提条件。2022 年，我们团队的一项小样本研究发现，12 名 DoC 患者在两周的 taVNS 治疗后，脑电图结果显示，MCS 患者 δ 频段能量下降，β 频段能量增加，而 VS 患者相反。

哈康（Hakon）等使用 taVNS 治疗 5 名被诊断为 VS 或 MCS 的患者，治疗为期 8 周。结果发现 5 名患者中有 3 名患者意识改善，具体地说，2 名患者从 VS 和 MCS 进展到 EMCS，1 名患者从 VS 进展到 MCS。在另一项研究中，14 名 DoC 患者（VS = 6，MCS=8）在左耳接受 taVNS 仅 4 周。1 例 MCS 患者在 4 周的刺激结束时出现了新的意识迹象，另外 4 例患者在 4 周的随访时间点出现了新的意识迹象。在上述研究中，只有 1 例患者在刺激过程中出现间歇性耳部瘙痒，但与 taVNS 无显著相关性，提示对 DoC 患者来说，taVNS 是一种可行且安全的治疗方法。

张（Jang）等回顾了 6 项关于 taVNS 治疗 DoC 患者的研究，发现 4 项研究报告了 taVNS 治疗 DoC 患者的积极结果，其中包括 2 项 EEG 研究和 2 项 fMRI 研究。但在刺激频率方面，大多数研究选择的是 20～25Hz，这可能是因为还没有关于 taVNS 对 DoC 患者的最佳刺激频率的研究。所以我们随后提出了探索最佳 taVNS 对 DoC 患者最佳刺激频率的试验方案。

五、认知障碍

认知功能从正常到痴呆分为六个阶段，分别是认知正常、主观认知下降、轻度认知障碍、轻度痴呆、中度痴呆和重度痴呆。中医古籍中关于痴呆的文献记载有多条，多种病因病机均可导致痴呆。《医林改错》："年高无记性者，髓海渐空。"《石室秘录》云："痰势最盛，呆气最深。"《本草备要》："小儿善忘，脑未满也；老人健忘者，脑渐空也。"认知障碍的基本病机为虚、痰、瘀、情志不遂等导致气血亏虚、髓减脑消，情志不舒、耗伤心脾，终致神机失用。病性为本虚标实，正虚为本，痰浊、瘀血为标。治疗上以补虚益损为法，使脑髓得充、神机正常。而中医在防治痴呆上具有独特的优势，尤其是针灸。《灵枢·口问》曰"耳者，宗脉之所聚也"，人体的经络、脏腑与耳有着密切的联系，耳与人体脏腑通过耳穴沟通。耳穴贴压法对神经系统疾病有治疗作用。耳穴贴压法通过刺激相应的穴位，可以活血通络，补肾填精，益气健脑，调节机体相应机能。例如：耳穴心具有宁心安神、调畅气血之功效；

皮质下、额、枕具有调节大脑皮质的功能；耳穴肝具有疏肝理气，祛风除痰的功效，耳穴肾可补肾气、填肾精，肾生精，精生髓，脑为髓之海，肾精充足则脑髓充盈，因此，从中医理论上，奠定了耳穴贴压法治疗认知障碍相关疾病的理论基础。目前关于针灸防治 AD 的研究逐年增多。一项关于针灸与盐酸多奈哌齐比较的临床试验，发现与盐酸多奈哌齐比较，针灸可有效改善 AD 患者的认知功能及整体临床状态，而在 AD 的日常生活及神经精神方面未见明显差异。该研究说明针灸治疗对改善 AD 患者的认知功能和整体临床状态是安全的、耐受性好的、有效的。

（一）taVNS 治疗轻度认知障碍的临床研究

taVNS 可改善健康受试者的高自信识别记忆。吉罗迪耶（Giraudier）等进行了一项 taVNS 单盲、随机、受试者间设计的实验，60 名健康志愿者在词汇决策任务中接受真刺激或假刺激，其中情绪刺激和中性刺激分为词汇刺激和非词汇刺激。在随后的再认记忆任务（刺激后 1 天）中，测试参与者对这些单词的记忆表现和他们的主观记忆信心。taVNS 对基于回忆的记忆表现产生了微妙的影响，这可能表明 taVNS 促进了海马介导的巩固过程。

认知随着年龄增长呈现下降趋势，而 taVNS 可以帮助减缓衰老过程。taVNS 可以使自主神经系统重新达到平衡，有助于延缓衰老。利兹大学布雷瑟顿（Bretherton）等招募了 29 名 55 岁以上的健康参与者，每天进行 taVNS 15 分钟，持续 2 周。研究发现，接受 taVNS 的人在心理健康和睡眠方面有所改善，从而延缓了衰老。

taVNS 可增强记忆巩固能力。利亚诺斯（Llanos）等研究了亚知觉阈经皮迷走神经刺激结合非母语语音，能否增强成人的语音类别学习。24 名以英语为母语的人接受了识别非母语普通话声调类别的培训。在两组中，taVNS 和较容易或较难学习的音调类别配对。对照组不接受刺激，但遵循与干预组相同的阈值程序。研究发现，taVNS 有力地增强了言语类别学习和保留正确的刺激 – 反应关联，但仅出现在刺激与较容易学习的类别配对时。这种效应迅速出现，并推广到新的人群中，与数百名没有刺激的情况下完成同一任务的学习者中观察到的正常个体变异性有质的不同。

taVNS 可增强认知控制能力。塞拉罗（Sellaro）等采用 taVNS，在两个独立的实验中，参与者在执行两个情绪识别任务之前和执行过程中接受了主动或假 taVNS，目的是衡量他们从面部和身体表情中识别情绪的能力。与假刺激相比，主动 taVNS 增强了对整张脸的情绪识别能力。

taVNS 可改善联想记忆能力。雅各布斯（Jacobs）等在健康老年人（n=30，男性占 50%）中进行了一项单盲假对照随机交叉试验研究。在刺激或假刺激条件下，参与者进行了一项联想的"脸－名"记忆任务。与假条件相比，taVNS 提高了记忆任务的正确率。这种效应是特定于实验任务的。参与者几乎没有副作用。即使是一次 taVNS 治疗也可以改善老年人的联想记忆能力。

2020 年，美国得州基督教大学心理学系维沙尔（Vishal）团队的一项研究表明，taVNS 可促进成人学习新的字母和声音，改善成人阅读习得的各个方面，有望在改善认知功能方面发挥重要作用。

（二）耳穴治疗认知障碍的 Meta 分析

权（Kwon）等通过对 12 个电子数据库进行了 RCT 研究的搜索，时间从建库开始到 2017 年 8 月，评估耳针对认知障碍和（或）痴呆患者的影响。主要疗效指标是认知功能，次要指标是自理能力、生活质量、临床疗效，以及不良事件的发生率。纳入 9 项研究，其中 5 项涉及 677 名参与者进行了定量分析。与西药相比，耳针对认知功能有混合效应（MMSE, MD 0.73, 95%CI -0.02 ~ 1.48; HDS, MD 2.21, 95%CI 1.09 ~ 3.33）；血管性痴呆（VD）患者日常生活活动（ADL）评分无明显改善（MD 0.20, 95%CI -3.51 ~ 3.91）。与西药相比，耳针联合西药治疗 VD 的临床有效率更高（RR 1.42, 95%CI 1.06 ~ 1.91）；MCI 患者认知功能无明显改善（MMSE, MD 0.97, 95%CI -0.44 ~ 2.38）；蒙特利尔认知评估（MoCA, MD 0.22, 95%CI -1.83 ~ 2.27）。与中药相比，耳针联合中药在 MCI 患者和 VD、无痴呆（VCIND）患者的认知功能（MMSE, MD 1.31, 95%CI 0.13 ~ 2.49）及在 MCI 患者中 ADL 评分方面有显著改善（MD -6.70, 95%CI -8.78 ~ -4.62）。未报告与耳针相关的不良事件。该研究提示，耳针可以改善认知障碍，安全可靠。

（三）耳穴治疗小儿脑瘫

早在 20 世纪 80 年代末，著名耳穴前辈李家琪长期采用耳穴疗法治疗智力障碍儿患者，获得了较好的疗效，智商提高一级者占 54%，提高二级者占 18%，提高三级者占 14%，总有效率高达 85.6%；平均智商提高 23 分的占 83.4%，智龄平均增长 6 个月以上者占 96.8%。

（四）典型病例

患者女，70 岁，被诊断为轻度认知障碍。taVNS 选取耳穴心、肾。波形为疏密波，频率为 20Hz，刺激强度为 4 ~ 6mA。每天 2 次，每次半小时，每周连续使用 5 天，休息 2 天，共使用 24 周。治疗后，蒙特利尔认知评估量表基础量表（MoCA-B）评分比治疗前增加了 5 分。HAMD 评分下降了 3 分。HAMA 评分下降了 4 分。听觉词汇学习测验 N5 未发生变化，N7 增加了 3 个。形状连线测试完成所需时间均有所下降。动物词语流畅性（AFT）未发生变化，波士顿命名测试增加了 4 个。功能活动问卷（FAQ）评分未发生改变。PSQI 降低了 10 分。快速眼动睡眠期行为障碍量表（RBDSQ）未发生改变。ESS 得分下降。整体认知得到改善。抑郁和焦虑情绪得到改善。记忆、执行（理解和反应速度）和命名能力得到改善。睡眠得到改善。白天嗜睡得到缓解。

六、偏头痛

偏头痛已经被证明是致残性最高的疾病之一，是影响神经系统伤残损失健康生命年到死亡（或康复）所损失的全部健康生命年的四大因素之一。据统计，2016 年全球约有 10.4 亿人患有偏头痛，世卫组织将偏头痛列为世界上第三大流行性疾病和第二大致残性神经疾病，我国偏头痛的患病率约为 9.3%，因此预防和治疗偏头痛显得尤为迫切。目前偏头痛的主流治疗方案主要分为急性期治疗与预防性治疗，急性期常用的药物有曲普坦、非甾体抗炎药和止吐剂等；预防性治疗常用的药物有 β 受体阻滞剂、坎地沙坦、三环类抗抑郁药和抗惊厥药，以及治疗慢性偏头痛的肉毒杆菌毒素等。然而，这些治疗往往会产生不良反应，例如增加胸部或面部肌肉的紧张度，产生头晕、口干、尿潴留等问题，并且过量、频繁地使用止痛药物还会导致头痛程度的增加及头痛频率的增加。由于常规治疗方法的局限性，寻求低风险、高效率的治疗方案迫在眉睫。

耳为"宗脉之所聚"，耳穴刺激可以有效治疗偏头痛。2021 年中国神经内科相关专家小组编写的《偏头痛非药物防治中国专家共识》中，推荐在偏头痛发作期使用耳针疗法，在缓解期使用耳穴压丸疗法；偏头痛中医辨证多为肝阳偏亢，治疗以清泄肝胆郁火、缓急止痛为主，取耳穴肝、胰胆等，这些穴区均为迷走神经耳支的分布区。taVNS 是将传统中医学耳针与现代医学理论的融合与创新。国内外多项研究已经证明，taVNS 对偏头痛有良好的治疗效果。因此，刺激耳迷走神经可能是耳穴治疗偏头痛的机制之一。

（一）中医对偏头痛的认识

偏头痛属于中医学"头痛""厥头痛""头风""脑风""首风"等范畴，我国古籍最早对偏头痛的记载见于《灵枢·厥病篇》："头半寒痛，先取手少阳、阳明，后取足少阳、阳明。"张景岳《类经》注曰："头半寒痛者，偏头冷痛也。手足少阳阳明之脉，皆循耳上行头角，故当先取手经以去其标，后去足经以去其本也"。张从正《儒门事亲》言："额角上痛，俗称为偏头痛者，是少阳经也。"偏头痛发病多表现为一侧血管搏动性头痛，正值少阳经循行的部位，偏头痛的经络辨证多属少阳经。偏头痛的病位多责之于肝、胆，病机多与肝失疏泄、肝阳上亢有关，风火循肝胆经脉上冲头部或体内素有痰湿随肝阳上冲于头部，痹阻头部少阳经脉所致。

中西医结合诊断采用辨病与辨证相结合的诊断方式。先根据西医偏头痛的诊断标准进行辨病诊断，再运用中医学理论与方法进行中医辨证诊断。辨病诊断及临床分期分型：偏头痛的辨病诊断需要详细的病史询问、完整的神经系统体格检查、必要的影像学及实验室检查，首先排除颅内器质性疾病。辨病诊断标准方面，依据第3版国际头痛疾病分类（International Classification of Headache Disorders，ICHD-3）进行诊断，将偏头痛分为：①无先兆偏头痛；②有先兆偏头痛；③慢性偏头痛；④偏头痛并发症；⑤很可能的偏头痛；⑥可能与偏头痛相关的周期性综合征。

无先兆偏头痛：其特点是反复头痛，一次发作持续4～72小时，典型表现为单侧、搏动性、中－重度头痛，伴呕吐和（或）畏光畏声，日常体力活动可加剧头痛。其诊断标准：①符合②～④标准的头痛至少发作5次。②头痛发作持续4～72小时（未治疗或者治疗未成功）。③至少符合下列4项中的2项：a.单侧；b.搏动性；c.中－重度头痛；d.日常体力活动加重头痛或因头痛而避免日常活动。④发作过程中，至少符合下列2项中的1项：a.恶心和（或）呕吐；b.畏光和畏声。⑤不能用ICHD-3中的其他诊断来更好地解释。

有先兆偏头痛：其特点是反复发作，持续数分钟的单侧逐渐出现并完全恢复的视觉、感觉或其他中枢神经系统症状，通常随之出现偏头痛和相关症状。其诊断标准：①至少有2次发作符合②～③。②至少有1个可完全恢复的先兆症状：a.视觉；b.感觉；c.语音和（或）语言；d.运动；e.脑干；f.视网膜。③至少符合下列6项中的3项：a.至少有1个先兆持续超过5分钟；b.2个或更多的症状连续发生；c.每个独立先兆症状持续5～60分钟；d.至少有一个先兆是单侧的；e.至少有一个先兆是阳性的；f.与先兆伴发或先兆出现60分钟内出现头痛。④不能用ICHD-3中的其他诊断来更好地解释。

临床分期：偏头痛临床分为急性发作期和缓解期。急性发作期持续4～72h，急性发作期后是头痛缓解期，缓解期可为数天至数年。头痛严重程度分级，分为无、轻度、中度和重度。头痛严重程度评估常用视觉模拟评分法（visual analogue scale，VAS）。①无头痛：（VAS，0～4mm）。②轻度疼痛：不干扰日常活动（VAS，5～44mm）。③中度疼痛：抑制但不完全阻止日常活动（VAS，45～75mm）。④重度疼痛：妨碍所有活动（VAS，75～100mm）。

辨证诊断：参考《中医临床诊疗指南释义》《中医内科学》《实用中西医结合神经病学》，并根据治疗偏头痛有效方药的临床研究，确定常见证型为风瘀阻络证、肝阳上亢证、风痰上扰证及瘀血阻络证。临床上，也会出现常见证型的兼证。①风瘀阻络证：多由感受风邪而诱发，表现为突发头痛，程度较剧，呈跳痛或掣痛；多位于前额、颞部，或双侧交替性疼痛；舌质暗淡或暗红，舌苔薄白，脉弦或紧。②肝阳上亢证：常因情志过激、劳累过度等诱发；可先有暗点、闪光等先兆，继而出现剧烈头痛，呈跳痛或胀痛，头痛部位多以一侧尤甚，面红目赤，眼目抽痛，心烦易怒，夜眠不宁；或伴有恶心、呕吐；舌质红，苔薄黄或少苔，脉弦或弦数。③风痰上扰证：常因情志不遂，劳逸过度或饮食不节等诱发，表现为突发头痛，程度较剧，呈昏痛或胀痛，头重如裹，多为两侧，胸脘满闷，或伴有恶心，呕吐痰涎；舌质淡红，或舌胖大，舌苔白腻或黄腻，脉弦或滑。④瘀血阻络证：多为病程日久、头痛反复、经久不愈者。头痛如锥刺，程度较剧，固定不移，入夜尤甚，可一侧或两侧颞部疼痛，患者面色晦滞，妇女行经色暗或夹血块，舌质紫暗或见瘀斑，脉细或涩。

（二）偏头痛现代医学发病机制假说

血管假说：最早由哈罗德·沃尔夫（Harold Wolff）等提出，用于解释偏头痛的发病机制。血管学说认为，偏头痛是一种由血管舒缩功能障碍所引起的原发性血管疾病，并将偏头痛病程分为先兆期、血管扩张期、水肿期三期。在偏头痛的先兆期，由于颅内脑动脉收缩，导致短暂性脑缺血，进而出现一系列的先兆症状。在血管扩张期，颅内和颅外血管过度扩张使得血管壁的伤害性感受器受到牵拉，导致搏动性头痛。在水肿期，动脉血管壁出现水肿，使血管狭窄并出现无菌性炎症，导致持续性头痛。

皮质扩散抑制假说：皮质扩散抑制假说是20世纪40年代由莱昂（Leao）提出的，一直以来被认为是偏头痛先兆期的生理学基础。皮层扩散抑制是一种缓慢地在大脑皮质传播的去极化波，导致激活控制脑膜的伤害感受器，同时会对大脑功能活动产生抑制，并通过三叉神经周围和中枢神经元下行通路激活疼痛信号导致偏头痛。长期以来，大多数学者认为偏头痛先兆是偏头痛发作的主要诱发因素，继而诱发偏头痛和其他症状。

三叉神经血管假说：1979 年，莫斯科维茨（Moskowitz）等提出将神经肽、三叉神经、血管三者整合起来的新假说，成为目前解释偏头痛机制的主流学说。在偏头痛的发生过程中，三叉神经血管系统发生了致敏和激活——颅内血管周围分布的三叉神经纤维，并释放降钙素基因相关肽、垂体腺苷酸环化酶激活肽等神经肽，这些神经肽可以引起硬脑膜和脊髓血管扩张，造成硬脑膜的血浆外渗、激活肥大细胞释放出细胞因子和致炎物质从而引起神经炎症反应；三叉神经节产生假单极三叉神经初级传入纤维，与脊髓三叉神经颈复合体形成突触，这种疼痛刺激沿着三叉神经颈髓复合体上行，来自下丘脑束的二级神经元与三级丘脑皮层神经元形成传导继续上行，三级丘脑皮层神经元依次在皮层区域的扩散网络上产生突触，导致相应区域神经核团被激活从而产生疼痛、畏光、恶心、呕吐等症状。

（三）耳穴治疗偏头痛疗效确切

耳穴疗法是针灸学微针体系中的一种，多项临床研究表明，耳穴疗法可以有效治疗偏头痛，并且相较于口服药物和常规针刺治疗，在疗效、不良反应等其他方面有更大的优势。张建国等将偏头痛患者随机分为耳穴埋针治疗的观察组和尼莫地平治疗的对照组，耳穴选取额、颞、枕等部位。结果显示，观察组总有效率（92%）远高于治疗组总有效率（82%），观察组头痛积分低于对照组，耳穴埋针治疗优于口服尼莫地平。涂佳等选取 60 名前庭性偏头痛患者，随机等额划分为口服氟桂利嗪对照组以及在对照组基础上加用耳穴压豆治疗的治疗组，结果显示治疗组实际有效率达到 83.33%，远优于对照组的有效率 56.67%。而在耳穴疗法和传统针刺治疗的比较中，黄邵磊等对肝阳上亢型偏头痛患者进行了随机对照研究，在改善头痛程度、视觉模拟评分（VAS 评分）、世界卫生组织生活质量评分（WHOQOL-BREF 评分）方面，耳穴综合疗法皆优于普通针刺组。孙樱宁等选取 80 例偏头痛患者进行随机对照，治疗组耳穴综合疗法头痛积分低于对照组常规针刺治疗，且治疗组临床疗效优于对照组。

国际上也应用耳穴疗法治疗疼痛与偏头痛。现代耳郭疗法创始人诺吉耶（Nogier）最初的耳疗即为刺激耳部来治疗坐骨神经痛。对于长时间服用尼美舒利并产生耐药性的患者，罗莫利 Romoli 等进行了耳部"针接触试验"（压痛点刺激），针刺 10 分钟后患者的 VAS 评分比开始时减少了 55.4%，30 分钟后疼痛比开始时减少了 64.3%，表明耳针可以迅速而明显地减轻急性偏头痛患者的疼痛，并且在以后的研究中发现，耳针在预防难治性的慢性偏头痛方面也会取得良好的效果。这项"针接触试验"中的

"最敏感压痛点"与中医理论中的观点不谋而合：人体内脏或躯体发生疾病时，往往在耳郭的相应部位出现压痛敏感等反应。以上临床研究均显示耳穴治疗偏头痛的疗效确切，它可以作为一种针对滥用止痛药物患者的非药物疗法。

（四）taVNS 治疗偏头痛的可能机制

耳穴治疗偏头痛的疗效确切，但是其中的机制尚不明确。耳穴疗法的镇痛作用可能与刺激耳迷走神经有关。多项研究表明，从耳迷走神经的角度来解释耳穴治疗偏头痛的机制是切实可行的。乌西琴科（Usichenko）等根据 17 个随机临床试验的 Meta 分析结果，选取 20 个常用的治疗疼痛的耳穴，分析得出有 15 个耳穴位于由迷走神经耳支支配或迷走神经耳支与其他神经共同支配的区域（图 2-2，表 2-1）。诺吉耶（Nogier）的理论体系肯定了耳穴肝区对于偏头痛的疗效。在随后的一项通过针头与外耳皮肤的接触来确定偏头痛发作时减轻疼痛最有效的部位的针接触试验中，显示出疼痛控制最有效的压痛点位于疼痛侧同侧的上耳甲（肝）和对耳屏的前内侧（皮质下），在这些区域插入半永久性针头可以稳定地控制偏头痛。

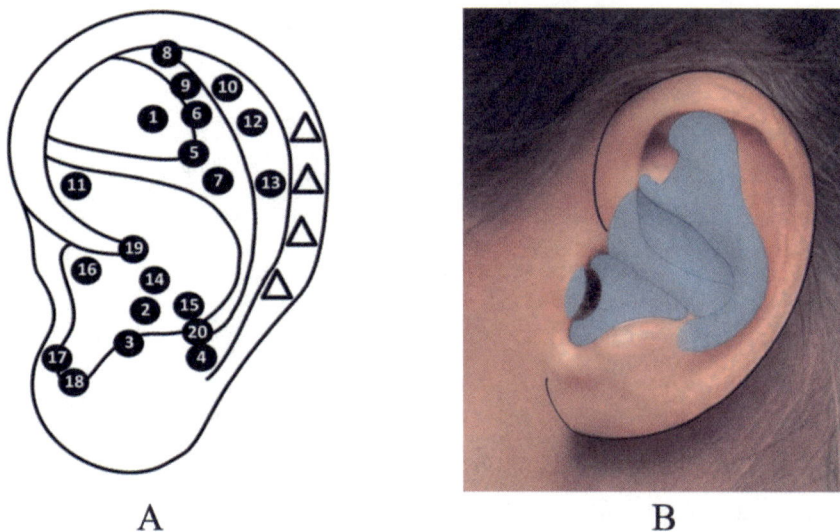

A

B

A.17 项随机对照试验中选择的 20 个镇痛穴位分布，编号为使用频率的由高到低，△ 为对照穴位选择。其中编号 1,2,3,5,6,7,8,9,11,14,15,16,17,18,19 为迷走神经耳支支配或迷走神经耳支与其他神经共同支配

B.根据表 2-1 绘制耳迷走神经分布区域图，蓝色阴影部分为耳迷走神经支配区域

图 2-2 耳穴镇痛穴位（A）与耳迷走神经分布区域（B）

表 2 - 1 耳郭侧面的神经支配

	耳迷走神经	耳大神经	耳颞神经
耳轮脚	20%		80%
耳轮棘		9%	91%
耳轮尾		100%	
耳舟		100%	
对耳轮脚	9%	91%	
对耳轮	73%	9%	18%
对耳屏		100%	
耳屏	45%	46%	9%
耳甲艇	100%		
耳甲腔	45%	55%	
耳垂		100%	

笔者选择中国知识资源总库（CNKI）作为检索文献来源，中文检索词为"耳穴贴压""耳穴压豆""王不留行籽""耳穴治疗""耳穴按压""耳穴压籽""耳穴疗法""耳针""耳迷走神经"并含"偏头痛"，检索时间为自建库至 2022 年。纳入标准为：耳穴疗法为主要治疗措施，单独或结合其他疗法治疗偏头痛的临床研究期刊论文，包括验案、临床对照试验等。排除标准：①文献类型为基础研究论文、综述、Meta 分析、会议论文、纪要、网页或报纸新闻报道、通知、消息；②临床检验、检查等非治疗类型的文献；③非耳穴疗法为主要干预措施的文献，如以耳穴疗法作为对照组的文献或明确指出以某疗法为主配合耳穴治疗偏头痛的文献。按照以上纳入和排除标准，最终纳入 62 篇中文文献。

采用 Endnote20.4 统计纳入的 62 篇文献中治疗偏头痛所选取的耳穴，按照《耳穴名称与定位》国家标准（GB/T 13734-2008）规范并统一耳穴名称。采用 Vosviewer1.6.18 对纳入的耳穴进行共现分析。文献中应用耳穴 26 个（不含重复）。根据这些耳穴的联系关系作耳穴治疗偏头痛的共现图，各腧穴之间的关系由图中线条表示。线条越粗表示2个耳穴共同出现的频次越高，二者联系越紧密，圆圈越大代表该穴应用频次越多（图2-3）。经VOSviewer统计发现文献中耳穴应用频次最高的10个腧穴为：神门、皮质下、交感、肝、胰、胆、内分泌、肾、颞、枕、额。迷走神经的耳支是存在于体表唯一的迷走神经传入分支，它支配外耳道、内耳屏和耳甲周围的皮肤，耳甲的耳甲艇区则完全由迷走神经耳支支配。在以上10个耳穴中，根据耳穴的解剖定位，有7个耳穴位于耳迷走神经分布区，且较非耳迷走神经区域分布耳穴的应用频次更多（表2-2、图2-4）。综上所述，无论是针接触试验中的压痛点，还是文献分析中偏头痛的常用耳穴，均表明耳穴刺激耳迷走神经产生的效应可能是耳穴治疗偏头痛的机制之一。

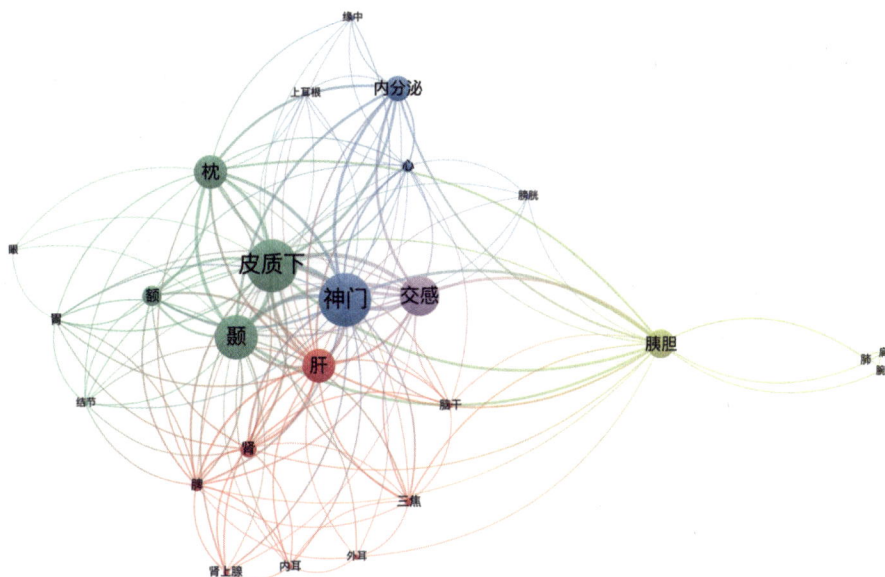

图2-3 治疗偏头痛的耳穴共现图

表2-2 治疗偏头痛的常用耳穴及其分布区域分析

序号	耳迷走神经分布区域			非耳迷走神经分布区域		
	腧穴	使用频次	关联强度	腧穴	使用频次	关联强度
1	神门	50	261	颞	40	208
2	皮质下	49	261	枕	29	162
3	交感	35	193	额	15	87

序号	耳迷走神经分布区域			非耳迷走神经分布区域		
	腧穴	使用频次	关联强度	腧穴	使用频次	关联强度
5	胰胆	23	115			
6	内分泌	20	111			
7	肾	12	70			

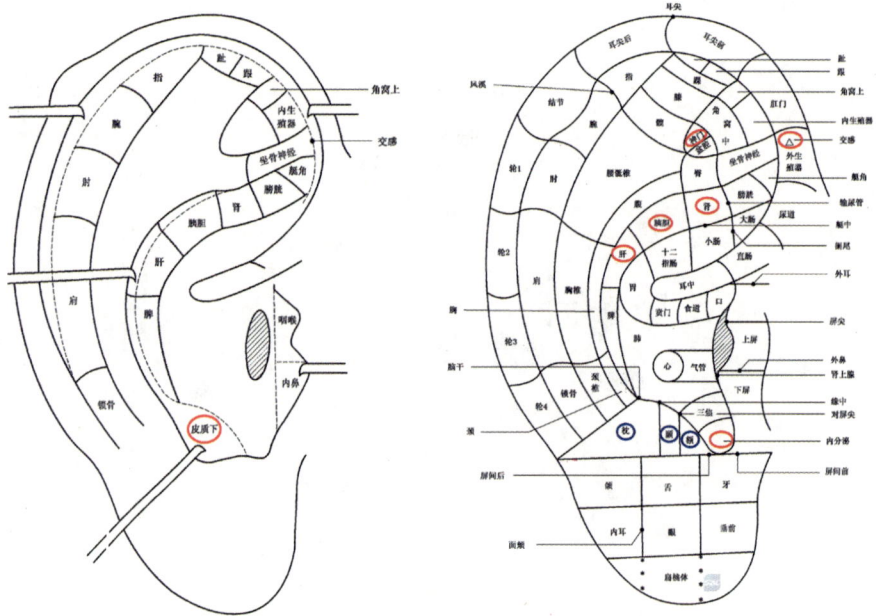

右图中，红色圆圈位于耳迷走神经分布区，蓝色圆圈位于非耳迷走神经分布区

图 2 - 4　治疗偏头痛的常用耳穴部位

（五）探讨 taVNS 治疗偏头痛的中枢机制

taVNS 是将中医耳穴理论和神经解剖学相结合的一种治疗疾病的方法，该方法与有创植入迷走神经刺激产生的调节效应相近，为理解耳穴治疗疾病提供了新的视角。临床研究表明，taVNS 是一种安全且具有良好耐受性的疗法。有多项研究表明，taVNS 可以治疗偏头痛。黄依婷等将偏头痛患者随机等额分为 taVNS 真刺激组和假刺激组，真刺激组选取耳甲艇（耳穴对应胰胆、肺两穴），假刺激组选取没有迷走神经分布的耳轮尾（耳穴对应腕、肩两穴）。结果显示，taVNS 能显著降低患者的偏头

痛发作次数、偏头痛发作天数，以及偏头痛发作的强度。张岳等也将偏头痛患者做出类似上述分组与干预，并得出相似的结论。安德烈亚斯（Andreas）等的研究表明，1Hz taVNS 治疗慢性偏头痛安全有效，并且治疗 12 周后头痛的平均缓解天数优于25Hz。另有研究发现，1Hz taVNS 相较于 20Hz taVNS 的偏头痛治疗，大脑区域间的连通性增加更为显著。以上临床研究均证实了 taVNS 对于偏头痛的疗效是肯定的，是一项有潜力的治疗偏头痛的新方法，但其中枢作用机制尚不清楚。

1. 偏头痛脑区的神经病理机制

偏头痛发作时会导致三叉神经血管系统的激活，三叉神经节接受并传递外周的伤害性刺激信号，向中枢传入投射，刺激信号经三叉神经束进入延髓，终止于三叉神经脊束尾核以及上颈髓（$C_1 \sim C_2$）节段，三叉神经脊束尾核和颈髓（$C_1 \sim C_2$）神经元构成三叉神经颈部复合体，颅内外的伤害性刺激会通过三叉神经纤维汇聚到三叉神经颈部复合体并继续向脑干、间脑等高位中枢及其核团传递，包括延髓头端腹内侧核、蓝斑核、臂旁核、中缝核簇、腹侧导水管周围灰质核等，进而参与痛觉信息的处理，接着三级丘脑皮层神经元依次在皮层区域如体感皮层、视觉皮层等产生突触，导致相应区域被激活从而产生疼痛、畏光、恶心、呕吐等症状。三叉神经颈部复合体到大脑的上行通路处理来自头部和面部的伤害性躯体感觉信息，同时丘脑、下丘脑、脑干等核团也存在向三叉神经颈部复合体的下行投射通路，调节内源性伤害信息，该下行信息通路功能障碍也被认为是引发偏头痛发作的原因之一。

2. taVNS 可能激活蓝斑核和中缝背侧核的下行调痛通路治疗偏头痛

我们采用神经示踪技术观察到耳甲区（迷走神经耳支分布区）注射霍乱毒素 B 亚型可以直接投射到孤束核尾部、三叉神经脊束核背内侧、楔形核和 $C_2 \sim C_3$ 背角，并且 taVNS 可以有效增加孤束核神经元放电活动。有研究表明，在呼气过程中应用 taVNS 可以加强孤束核的靶向性，激活蓝斑、中缝背核和中缝中间核。蓝斑核和中缝背侧核分别是中枢调痛的 NE 和 5-HT 的主要合成及释放脑区。在脑干投射至延髓背角的通路中，起自中缝背侧核的下行 5-HT 能神经通路和起自蓝斑的 NE 能神经通路是两个具有明确双向调痛功能的神经递质系统。由此可以推断，蓝斑核和中缝背侧核可能是 taVNS 治疗偏头痛的靶标核团，taVNS 通过激活蓝斑核和中缝背侧核的下行调痛通路来治疗偏头痛。

3. taVNS 可能通过影响脑默认网络和疼痛矩阵治疗偏头痛

偏头痛患者存在默认网络内脑区神经元活动及网络内外脑区间功能连接的异常，

并且患者的疼痛矩阵内外脑区也存在功能连接的异常。taVNS 对偏头痛患者疼痛矩阵有明显的调节作用，激活孤束核以及孤束核与疼痛调节中枢的连接，增加蓝斑与杏仁核、海马、体感皮质 S2 等的功能连接，增强偏头痛患者下行疼痛调节中枢的功能。功能连通性分析显示，taVNS 可增加运动相关丘脑亚区与前扣带皮层、内侧前额叶皮层之间的连通性，减少枕叶皮质相关丘脑亚区与中央后回、楔前叶之间的连通性。在给予偏头痛患者眼部吹气刺激（三叉神经感觉刺激）时，taVNS 增加了蓝斑和中缝核对气流刺激的激活，说明 taVNS 调节了脑干中缝核和蓝斑对眼三叉神经体感传入的反应。综上可以推测 taVNS 通过影响脑默认网络和疼痛矩阵从而发挥对偏头痛的治疗作用。

第二节　经皮耳穴迷走神经刺激术与外周系统疾病

一、功能性胃肠病

在消化系统疾病的广阔领域中，功能性胃肠病是一类复杂的胃肠道疾病。这类疾病以多样化的胃肠道症状为主要临床表现，如胃痛、胃胀、反酸、嗳气、恶心、呕吐、腹泻及便秘等，其症状复杂多变，却难以通过常规的生化或影像学检查发现明确的器质性损害，从而构成了一类独特的诊断挑战。功能性胃肠病的发病机制复杂，是生理、精神－心理及社会因素交织作用的结果。心理因素如焦虑、抑郁和恐惧等情绪状态，能够显著影响胃肠道的动力功能，导致动力低下或异常增强。社会因素同样不容忽视，生活中的应激事件往往诱发或加剧功能性胃肠病。此外，神经调节异常，特别是自主神经功能紊乱，迷走神经与交感神经之间的微妙平衡被打破时，会进一步引发胃肠道动力障碍和内脏高敏感性，从而加重患者的症状。

鉴于其高发病率及对患者生活质量的显著影响，功能性胃肠病已成为医学界关注的焦点。该疾病谱广泛，涵盖了功能性消化不良、肠易激综合征等多种类型，每种类型均有独特的临床表现和病理生理机制。因此，对功能性胃肠病的深入研究和准确诊断，对于减轻疾病负担、改善患者生活质量具有重要意义。

（一）功能性胃肠病与迷走神经

在探讨人体消化系统的复杂机制时，不得不提及的一个重要方面便是其丰富的自主神经分布，尤其是迷走神经在其中的核心作用。消化道作为生命体消化食物、获取营养并排除废物的关键系统，其功能的正常运行高度依赖于神经系统的精细调控。本部分将聚焦于消化道与迷走神经的紧密联系，深入探讨迷走神经在维持消化系统稳态中的关键作用。

人体消化道，自口腔至肛门，其神经支配错综复杂，但可大致分为两大系统：自主神经系统和躯体神经系统。除了口、咽、食管上端及肛门外括约肌等少数区域主要受躯体神经控制外，消化道的其余部分均广泛受自主神经支配。这一分布模式确保了消化系统在不受意识直接控制的情况下，能够自主地进行复杂的生理活动。在自主神经系统中，迷走神经作为副交感神经的主要组成部分，对消化道的调控起着举足轻重的作用。迷走神经起源于延髓的迷走神经运动背核，其纤维遍布整个消化道，从咽喉至结肠，几乎覆盖了所有与消化相关的器官。这一广泛的分布使得迷走神经能够精准地调节胃肠道的肌肉活动、腺体分泌以及局部血流，从而确保食物消化过程顺利进行。

与交感神经系统形成鲜明对比的是，迷走神经在功能上更倾向于促进消化道的活动。具体而言，迷走神经的兴奋可以刺激胃壁肌肉的收缩，加速胃排空；同时，它还能促进胃酸、胃蛋白酶等消化液的分泌，增强食物的化学性消化。此外，迷走神经还通过调节胃肠道的局部血流，为消化过程提供充足的氧气和营养物质。这些功能共同帮助消化道高效运转。

然而，当迷走神经的功能发生紊乱时，消化道的正常生理活动便会受到严重影响。研究表明，功能性胃肠病，如反流性食管炎、功能性消化不良及肠易激综合征等，均与迷走神经功能的异常密切相关。在反流性食管炎患者中，迷走神经活性的降低可能导致食管下括约肌松弛不足，从而增加胃酸反流的风险；功能性消化不良患者的胃排空延迟，往往与迷走神经对胃壁肌肉调节的减弱有关，表现为迷走神经活性降低而交感神经活性相对增高；肠易激综合征患者，尤其是腹泻型肠易激综合征，其自主神经功能失调主要体现在副交感神经（主要是迷走神经）上，这种异常不仅影响肠道的运动功能，还与内脏痛觉的异常密切相关。

鉴于迷走神经在消化道功能调控中的核心地位，针对其功能紊乱的治疗策略也显得尤为重要。目前，已有研究探索通过药物、生物反馈疗法或神经调节技术（如taVNS）等手段来恢复迷走神经的正常功能，以期改善功能性胃肠病患者的症状。

（二）taVNS 在功能性胃肠病中的应用

1. 功能性消化不良

功能性消化不良（FD）作为功能性胃肠病中最具代表性的亚型，FD 患者常在无器质性病变的情况下，表现出餐后上腹部不适、疼痛、早饱、腹胀、嗳气、恶心及呕吐等一系列复杂症状。尽管其病理生理机制尚未完全阐明，但近年来，随着神经胃肠病学的发展，尤其是脑－肠轴互动机制的深入研究，为其治疗开辟了新的视角。其中，taVNS 作为一种新兴的非侵入性治疗手段，正逐渐展现出其在 FD 治疗中的巨大潜力。FD 的发病机制复杂多样，涉及多个层面的功能障碍。目前普遍认为，双向肠－脑作用的功能障碍是其核心机制之一。胃肠道与中枢神经系统之间通过复杂的神经－内分泌－免疫网络紧密相连，任何环节的失衡都可能导致功能性消化不良。此外，胃肠道运动调节功能障碍、慢性炎症、胃动力不足、幽门螺杆菌感染、内脏高敏感性、胃酸分泌异常，以及心理社会因素等均被认为在 FD 的发病过程中扮演着重要角色。

近年来，大量基础研究和临床试验为 taVNS 在 FD 治疗中的有效性提供了有力证据。胃实时磁共振成像技术揭示了 25Hz 电刺激耳迷走神经耳支能够显著增强正常人的胃蠕动活动，这一发现为 taVNS 在 FD 治疗中的应用奠定了坚实的理论基础。它表明，通过特定的频率刺激迷走神经，可以远程调控胃肠道的运动功能，从而改善 FD 患者的胃动力障碍。在临床实践中，taVNS 的有效性得到了进一步的验证。一项针对 26 例 FD 患者的临床试验显示，经过两周的 taVNS 治疗，患者的症状缓解率高达 92.3%，充分展示了该疗法的高效性。另一项涉及 45 例 FD 患者的研究则表明，在为期 4 周、频率为 30Hz 的 taVNS 治疗后，患者的症状改善率达到了 91.11%，显著优于仅接受假刺激的对照组（68.89%）。另外，对 36 名 FD 患者进行 2 周 taVNS 治疗后，评估胃慢波、胃容纳性和自主神经功能等结果，发现 2 周 taVNS 可改善胃容纳性，增加正常胃慢波的百分比和迷走神经活动，减轻消化不良症状，降低焦虑和抑郁评分。另有一项多中心随机对照试验，探究不同频率 taVNS 治疗 FD 的有效性。该研究对 300 名患者进行为期 4 周的 taVNS 疗法，结果显示为期 4 周的 taVNS（10Hz 和 25Hz）治疗成人 FD 均有效，疗效持续至第 8 周和第 12 周，且不良反应轻微，该疗法较为安全。因此，taVNS 通过增强迷走神经活动改善胃容纳和胃起搏活动，具有治疗非重度 FD 的潜力。

进一步的研究还深入探讨了 taVNS 改善 FD 症状的潜在机制。通过夹尾刺激法建立的 FD 动物模型研究显示，taVNS 干预能够显著增加 FD 大鼠的胃排空率，改善胃动力。而采用灌服碘乙酰胺法复制的 FD 模型则揭示了 taVNS 在降低胃敏感性、促进胃运动及缓解低度炎症方面的作用。这些效应与 taVNS 促进十二指肠 ACh 及 α7nAChR 的表达，进而抑制 NF-κB 信号通路激活密切相关。这一机制不仅解释了 taVNS 对胃肠道运动的直接影响，还揭示了其在调节炎症反应方面的潜在作用。动物实验还揭示了 taVNS 在调节自主神经系统平衡方面的作用。通过增加迷走神经节后神经元在胃窦组织中 ACh 的释放及其受体 M3R 的表达，taVNS 能够改善 FD 大鼠的胃肠道运动和分泌功能。同时，斜方肌肌电评分和腹部反射实验的结果也表明，taVNS 能够明显减轻胃高敏感性，进一步验证了其在改善 FD 症状方面的有效性。高频率（如 80Hz）的 taVNS 也被发现能够促进实验动物的胃蠕动并改变胃慢波频率，这提示了不同频率的 taVNS 刺激可能对胃肠道产生不同的调控效果。这一发现为未来 taVNS 治疗参数的优化提供了重要参考。

尽管 taVNS 在 FD 治疗中展现出良好的应用前景，但其推广和应用仍面临一些挑战。首先，目前关于 taVNS 治疗的具体机制尚未完全阐明，需要进一步深入研究以揭示其内在的神经生物学机制。其次，不同患者对于 taVNS 的响应存在差异，需要建立有效的预测模型来筛选适宜的患者群体。此外，taVNS 治疗的长期效果和安全性仍需进一步观察和评估。

综上所述，taVNS 作为一种创新的胃肠道神经辅助治疗手段，在 FD 的治疗中展现了显著潜力，通过增强迷走神经活动、优化胃容纳与起搏功能、平衡自主神经系统以及抑制炎症反应等机制，有效改善了非重度 FD 患者的症状。然而，尽管临床试验已初步验证了其疗效与安全性，taVNS 的广泛应用仍面临诸多挑战。首先在于其治疗机制尚未完全明晰，亟须神经胃肠病学领域的深入探索，以揭示其复杂的神经生物学基础。同时，患者之间治疗反应的差异性提示我们需建立精准的患者筛选模型，以实现个体化治疗。此外，taVNS 的长期疗效与安全性数据仍需积累，为临床决策提供坚实依据。然而，随着神经胃肠病学研究的不断深入和技术的不断进步，taVNS 在 FD 治疗中的应用前景将越来越广阔。未来，我们可以期待通过优化刺激参数、制订个体化治疗方案以及联合其他治疗手段（如心理治疗、药物治疗等）来提高 taVNS 的治疗效果，并为其在 FD 治疗中的广泛应用提供更有力的支持。同时，加强跨学科的交流与合作也将为 taVNS 在功能性胃肠病治疗领域的广泛应用开辟新的道路，最终惠及更多患者，提升他们的生活质量。

2.肠易激综合征

肠易激综合征（IBS）是一种复杂的胃肠功能紊乱疾病，主要特征是腹痛、腹胀、便秘或腹泻的反复发作，这些症状严重干扰了患者的生活质量。尽管其病因尚未完全明确，但通过对这一疾病的多方面了解，我们可以制订出更为全面的治疗策略。治疗 IBS 的目标在于缓解症状，提高患者的生活质量，并避免不必要的医疗干预。一般治疗包括建立健康的生活习惯，如规律作息、适量运动和合理饮食，特别是要避免诱发症状的食物和药物。对于症状较为严重的患者，药物治疗是必不可少的。胃肠解痉药、止泻药、泻药和抗抑郁药等药物在 IBS 的治疗中发挥着重要作用，但它们的使用需要根据患者的具体情况进行调整，以避免潜在的副作用。taVNS 通过非侵入性地刺激耳部迷走神经分支，调节自主神经功能，从而改善胃肠道动力障碍和内脏高敏状态。初步研究显示，taVNS 在 IBS-C 的治疗中具有良好的疗效和安全性，但其长期效果仍需进一步观察和验证。

taVNS 疗法近年在缓解 IBS 症状、消除患者焦虑等方面取得了一定的疗效。临床研究发现，以 86 例 IBS-D 患者作为研究对象，经 12 周 taVNS 治疗，患者的 IBS 症状评分表、IBS-SSS、HAMA、HAMD、SF-36 生命质量量表的评分均显著改善，治疗有效率达 85.4%。taVNS 也可有效缓解 IBS-C 患者的腹痛症状，尤其在青少年中的效果尤为显著。有临床研究纳入 42 名 IBS-C 患者，结果显示，4 周 taVNS 治疗后患者每周完全自发排便增加，腹痛视觉模拟评分降低，生活质量改善，IBS 症状评分降低，直肠抑制反射和直肠感觉均改善，血液中促炎细胞因子和血清素数量均减少。该研究证明 taVNS 可改善 IBS-C 患者的便秘和腹痛两大主要症状，且症状改善可能与 taVNS 通过自身免疫机制介导的肠道功能的综合作用有关。由此可见，与传统的针刺疗法相比，taVNS 的优势是不仅可以改善便秘，而且还能缓解疼痛。

动物实验结果表明，taVNS 可以改善便秘模型大鼠的胃肠道症状，并通过切断大鼠双侧迷走神经的方式证实 taVNS 的促动力作用是通过迷走神经传入和传出途径介导的，其表现为孤束核和迷走神经运动背核的激活，以及迷走神经传出活动的激活。综上所述，taVNS 在 IBS-C 的治疗方面有可观的效果和巨大的潜能，不仅起到缓解疼痛效果，还能减少泻药、解痉止痛药的使用。

taVNS 疗法在 IBS 的治疗中展现出了可观的效果和巨大的潜能，其独特的机制和广泛的疗效范围使得 taVNS 成为 IBS 患者的一种重要的治疗选择。挑战在于技术设计的优化、刺激参数的确定，以及疗效的进一步验证。尽管已有研究显示其可行性，但仍需更多随机对照研究来确认其潜在疗效。未来展望方面，随着技术的进步和研究的深入，taVNS 有望成为 IBS 治疗的新选择，为传统治疗效果不佳的患者提供新的希望。

3. 炎症性肠病

包括克罗恩病和溃疡性结肠炎，是消化系统领域的一类难治性疾病，其发病率在全球范围内逐年上升。这类疾病不仅严重影响患者的生活质量，还给医疗系统带来沉重负担。传统的治疗方法多以药物为主，但存在诸多局限性和副作用。一项纳入 22 名克罗恩病或溃疡性结肠炎患者的临床研究表明，经过 14 周的 taVNS 治疗，患者的粪便钙蛋白水平显著降低，同时临床症状得到明显改善。进一步的研究揭示了 taVNS 抗炎作用的潜在机制。通过刺激迷走神经耳支的感觉神经投射到孤束核，taVNS 能够激活外周巨噬细胞上的 $\alpha 7 nAChR$，从而抑制促炎细胞因子的释放，如 TNF-α、IL-1β 和 IL-6 等。这一过程不仅减少了肠道的炎症反应，还有助于恢复肠道微生态平衡，为炎症性肠病患者提供了新的治疗选择。

4. 术后肠梗阻

术后肠梗阻是胃肠肿瘤等腹部手术后常见的并发症之一，其发生率高达 10% ~ 30%。该并发症不仅增加了患者的痛苦和医疗费用，还可能对生命安全构成威胁。传统治疗方法多以药物治疗和手术干预为主，但效果有限且存在风险。taVNS 在预防术后肠梗阻方面展现出了独特优势。中医认为，术后患者常因元气大伤、气血双亏而导致胃肠传导无力，形成肠梗阻。taVNS 通过刺激耳部迷走神经分支，激活了自主神经系统的抗炎通路，减少了炎症因子的释放和肠道细胞的损伤。此外，taVNS 还能促进肠道蠕动和排空，降低肠梗阻的发生风险。临床研究和动物实验均证实了 taVNS 在预防术后肠梗阻中的有效性。研究发现，术后针刺配合耳穴按摩能够显著降低胃肠肿瘤患者术后肠梗阻的发病率，动物实验则进一步证明了无创 taVNS 在预防小鼠术后肠梗阻和内毒素血症方面的作用。这些研究为 taVNS 在术后肠梗阻预防中的应用提供了有力支持。

5. 结肠癌

结肠癌是常见的发生于结肠部位的消化道恶性肿瘤，占胃肠道肿瘤的第二位或第三位。taVNS 对 1,2- 二甲基肼诱导的结肠癌具有治疗作用。通过恢复自主神经功能、改善细胞形态并减轻氧化损伤，taVNS 能够显著抑制结肠癌细胞的生长和扩散。这一发现为结肠癌的非侵入性治疗提供了新的思路和方法。

功能性胃肠病作为一组复杂难治的疾病，其发病机制涉及多个方面。taVNS 作为一种新兴的治疗方法，在炎症性肠病、术后肠梗阻及结肠癌等疾病的临床应用中显示出了良好的疗效和安全性。通过激活自主神经系统和调节免疫反应，taVNS 不仅能够缓解患者的临床症状，还能改善其整体健康状况和生活质量。未来，随着研究的深入和技术的不断进步，taVNS 在功能性胃肠病治疗中的应用前景将更加广阔。同时，我们也需要进一步探索其治疗机制和优化治疗方案，以期为患者提供更加个性化和精准的治疗服务。

二、糖尿病

糖尿病作为一种全球流行的代谢性疾病，其患病率在过去几十年中显著增加，已成为影响全球公共健康的重要挑战。除了糖尿病本身，糖尿病还会导致多种严重的并发症，如心血管疾病、视网膜病变、肾病和神经病变等。这些并发症不仅严重影响患者的生活质量，还增加了医疗系统的负担。因此，如何有效地预防和管理糖尿病及其并发症成为当今医学领域的重要研究方向。在全球范围内，2 型糖尿病的高发与生活方式的改变密切相关，包括不健康的饮食习惯、缺乏体育锻炼和肥胖等。这些因素导致了胰岛素抵抗的发生，使得身体不能有效利用胰岛素来调节血糖水平。虽然现代医学在糖尿病管理方面取得了显著进展，如胰岛素治疗、口服降糖药物和生活方式干预，但糖尿病的长期管理仍面临诸多挑战，尤其是在预防并发症和改善患者生活质量方面。

（一）现有治疗糖尿病方法的局限性

目前，糖尿病的传统治疗方法主要包括药物治疗、生活方式干预和胰岛素替代治疗。然而，尽管这些方法在控制血糖水平方面取得了一定的成效，但仍存在明显的局限性。药物治疗在 2 型糖尿病管理中扮演着至关重要的角色，主要通过控制血糖水平来延缓疾病的进展和预防并发症。常用的口服降糖药物，如二甲双胍、磺脲类药物、DPP-4 抑制剂和 SGLT-2 抑制剂等，通过不同的作用机制来帮助患者维持血糖稳定。二甲双胍是最常用的初始治疗药物，其主要作用机制是减少肝糖输出，同时提高肌肉组织对胰岛素的敏感性。然而，尽管二甲双胍通常耐受性较好，一些患者会出现胃肠道不适的副作用。磺脲类药物通过刺激胰岛 β 细胞分泌胰岛素来降低血糖，但长期使用可能导致胰岛 β 细胞功能衰竭，且低血糖风险较高。DPP-4 抑制剂可以通过延长胰高血糖素样肽 -1（GLP-1）的作用时间来改善胰岛素分泌，但其疗效可能随着时间的推移而减弱。SGLT-2 抑制剂通过减少肾脏对葡萄糖的重吸收来降低血糖，不仅能减轻高血糖状态，还能带来一定的心血管保护作用。然而，这类药物在一些患者中可能引发泌尿系统感染。总的来说，尽管药物治疗是糖尿病管理的核心手段，但它并非万能。随着疾病进展，药物疗效可能下降，副作用风险增加，因此需要结合生活方式干预，以及定期监测和调整治疗方案来优化管理效果。生活方式干预是糖尿病管理的重要组成部分，旨在通过改善饮食、增加体育锻炼和控制体重来降低血糖水平。尽管这种方法在理论上具有显著的效果，但在实际操作中，患者的依从性往往较差，长期维持健康的生活方式对于大多数患者来说是一项巨大的挑战。尤其是在现代快节奏的生活环境中，许多人难以坚持健康的饮食和定期锻炼，这使得生活方式干预的效果大打折扣。胰岛素替代治疗是 1 型糖尿病患者和部分 2 型糖尿病患者的必要治疗手段。通过外源性胰岛素注射来补充体内胰岛素的不足，可以有效控制血糖水平。然而，胰岛素治疗也存在一些问题。首先，胰岛素治疗需要患者定期监测血糖并准确计算注射剂量，这对于许多患者来说是一项复杂且烦琐的任务。其次，长期使用胰岛素可能导致体重增加和低血糖。此外，胰岛素治疗并不能完全阻止糖尿病并发症的发生，因此，仍需寻找更有效的治疗手段来改善糖尿病患者的长期预后。

尽管传统的糖尿病治疗方法在一定程度上能够控制疾病进展，但它们的局限性显而易见。患者长期依赖药物治疗可能带来副作用和耐药性问题，而生活方式干预和胰岛素替代治疗在实际应用中也面临挑战。因此，探索新的治疗手段，以更好地控制血糖、减少并发症并改善患者生活质量，具有重要的临床意义。

在寻找新的糖尿病治疗方法的过程中，taVNS 作为一种创新的非药物治疗手段，逐渐引起了研究者的关注。taVNS 通过刺激耳郭的特定区域，激活迷走神经，从而调节中枢神经系统和自主神经系统的功能。迷走神经是人体最长的脑神经，负责调节多种生理功能，包括心率、胃肠蠕动、胰岛素分泌和炎症反应等。因此，通过 taVNS 调节迷走神经的功能，可能为糖尿病及其并发症的治疗提供新的思路。

taVNS 的治疗原理基于迷走神经在代谢调节中的关键作用。研究表明，迷走神经的激活可以增强胰岛素的敏感性，促进葡萄糖的摄取和利用，从而降低血糖水平。此外，迷走神经还参与调节食欲、能量代谢和炎症反应，这些都是糖尿病及其并发症发生和发展的重要机制。因此，taVNS 通过非侵入性的方式调节迷走神经，有望在糖尿病的治疗中发挥独特的作用。值得注意的是，taVNS 作为一种新兴的治疗手段，已经在抑郁症、焦虑症、癫痫和慢性疼痛等神经和精神疾病的治疗中显示出良好的效果。其非侵入性、易于操作和相对较少的副作用，使其在临床应用中具有较高的接受度。然而，taVNS 在糖尿病治疗中的应用研究尚处于起步阶段，已有的初步研究结果表明，taVNS 可能通过改善自主神经系统功能，从而对糖尿病及其并发症产生积极影响。

综上所述，taVNS 作为一种创新的治疗手段，具有广泛的潜在应用前景。它不仅可能为糖尿病患者提供一种新的非药物治疗选择，还可能为糖尿病及其并发症的整体管理提供新的思路。未来，随着更多临床研究的开展，taVNS 在糖尿病治疗中的有效性和安全性将得到进一步验证，为糖尿病患者带来更多的治疗选择和希望。

（二）迷走神经在代谢调节中的作用

迷走神经在维持身体的自主神经系统平衡，尤其是在调节消化、代谢和免疫功能方面起着至关重要的作用。近年来，研究发现迷走神经在糖尿病的发病机制中扮演着重要角色，尤其是在胰岛素敏感性、葡萄糖代谢和能量平衡的调节中。迷走神经通过两种主要途径参与代谢调节：传入信号和传出信号。传入信号指的是迷走神经将来自胃肠道、肝脏等内脏器官的信息传递至中枢神经系统，调节食欲、能量摄入和体重管理。例如，当胃扩张时，迷走神经将信号传递到大脑，诱导饱腹感，从而减少食物摄入。此外，迷走神经的传入信号还参与了葡萄糖的感知和调节，使得大脑能够根据体内葡萄糖水平调整胰岛素分泌。迷走神经的传出信号则通过副交感神经系统直接影响胰腺、肝脏等器官的功能。在胰腺中，迷走神经刺激胰岛 β 细胞分泌胰岛素，从而降低血糖水平；在肝脏中，迷走神经抑制糖异生过程，减少肝糖输出。此外，迷走神经还参与脂肪组织中的脂肪分解过程，调节体内能量储存和消耗。

（三）taVNS 的机制及其对代谢的影响

首先，taVNS 对胰岛素敏感性的影响是其在糖尿病治疗中的一个关键研究领域。胰岛素敏感性指的是细胞对胰岛素的反应程度，是维持正常血糖水平的核心机制之一。研究表明，迷走神经通过其传出信号直接调控胰岛 β 细胞的功能，促进胰岛素的分泌。此外，迷走神经还通过调控肝脏的葡萄糖代谢，抑制糖异生过程，从而减少血糖生成。在这一过程中，taVNS 通过激活迷走神经，可以增强胰岛素敏感性，促进葡萄糖的摄取和利用，从而降低血糖水平。例如，一项针对健康志愿者的研究发现，经过短期的 taVNS 治疗后，受试者的胰岛素敏感性显著提高。尽管这些结果尚需在糖尿病患者中进一步验证，但初步证据表明，taVNS 可能是一种有效的非药物手段，通过改善胰岛素敏感性，帮助控制糖尿病患者的血糖水平。

其次，taVNS 在食欲调节中的作用也为其用于治疗糖尿病提供了理论基础。食欲调节是维持体内能量平衡的重要环节，而迷走神经在这一过程中起到了至关重要的作用。迷走神经的传入信号将胃肠道的饱腹感信息传递至大脑，进而调节食物摄入和能量消耗。taVNS 通过激活这些神经信号，可以有效影响食欲中枢，从而减少食物摄入。对于 2 型糖尿病患者，尤其是伴有肥胖症的患者来说，taVNS 可能通过控制食欲、减少卡路里摄入，进而改善体重管理和代谢健康。动物实验显示，taVNS 能够显著降低大鼠的食物摄取量，并抑制体重增加。这些发现提示，taVNS 可能通过影响迷走神经的传入信号来调节食欲，从而在体重管理中发挥积极作用。对于糖尿病患者，尤其是 2 型糖尿病患者来说，体重控制是疾病管理的重要组成部分，因为超重和肥胖与胰岛素抵抗的加重及糖尿病病程的进展密切相关。taVNS 作为一种非药物干预手段，为糖尿病患者提供了一个潜在的体重管理工具。其机制可能与刺激迷走神经相关，后者在控制食欲和代谢调节中起着关键作用。因此，taVNS 有望成为一种辅助糖尿病管理的创新疗法，特别是对于那些希望避免药物治疗副作用的患者。taVNS 对肝脏糖异生的抑制也展示了其在糖尿病管理中的潜力。肝脏是体内主要的糖异生器官，通过将非糖类物质（如乳酸、甘油和氨基酸）转化为葡萄糖，维持血糖的稳定水平。在糖尿病患者中，尤其是 2 型糖尿病患者，肝脏的糖异生过程常常过度活跃，导致空腹血糖升高，这也是控制糖尿病的重要挑战之一。taVNS 通过迷走神经的传出信号，直接抑制肝脏的糖异生过程，从而减少葡萄糖的生成和释放。相关研究表明，taVNS 可以降低糖异生的水平，并在一定程度上改善糖尿病患者的空腹血糖状况。这种机制为 taVNS 在糖尿病治疗中的应用提供了强有力的支持，尤其是在控制糖尿病患者的空腹血糖水平方面，可能具有重要的临床意义。

此外，taVNS 在炎症调节中的作用也为其在糖尿病治疗中的应用提供了新的视角。慢性炎症被认为是糖尿病及其并发症发生发展的重要机制之一，特别是在 2 型糖尿病中，慢性低度炎症与胰岛素抵抗密切相关。迷走神经通过其"炎症反射"，能够调节体内的炎症反应，减少促炎因子的释放，从而抑制炎症的进展。研究表明，taVNS 可以通过激活迷走神经的抗炎途径，降低体内的炎症水平，从而改善胰岛素抵抗和糖尿病患者的代谢状态。这一发现表明，taVNS 不仅可以通过直接调节代谢途径来控制糖尿病，还可以通过抑制炎症来改善胰岛素敏感性，降低糖尿病并发症的发生风险。

（四）taVNS 在糖尿病中的临床应用

1. taVNS 单一作用

尽管 taVNS 在神经和精神疾病中的应用已有较多研究，但其在糖尿病患者中的临床研究仍处于初级阶段。然而，已有的少量临床试验为其在糖尿病治疗中的应用前景提供了初步的证据。一项针对 2 型糖尿病患者的小规模临床试验显示，经过 12 周的耳部经皮迷走神经刺激（taVNS）治疗后，患者的空腹血糖水平显著降低，同时胰岛素敏感性有所改善。这些患者还报告了食欲下降和体重减轻的情况，表明 taVNS 可能通过多途径作用于糖尿病的代谢调节。这些发现表明，taVNS 可能不仅通过直接调节神经系统的代谢功能，还可能通过抑制炎症和调节食欲来改善糖尿病患者的整体代谢状态。尽管这项研究的样本量较小，但其结果为 taVNS 在糖尿病管理中的潜力提供了初步证据，并激发了对该领域进一步研究的兴趣。未来更大规模的临床试验将有助于验证这些初步发现，并探索 taVNS 的长期效果和安全性。然而，尽管这些初步试验结果显示出积极的信号，taVNS 在糖尿病患者中的应用仍需更多、更大规模的临床试验来验证其长期效果和安全性。此外，不同糖尿病类型和患者个体间的差异也需要在未来的研究中加以考虑，以确定最适合 taVNS 治疗的患者群体。

2. taVNS 与其他治疗手段的联合应用

taVNS 作为一种非药物治疗手段，具有与传统糖尿病治疗方法（如药物治疗、饮食控制、运动疗法等）联合应用的潜力。联合治疗的目标是通过多途径干预来最大化治疗效果，减少单一疗法的局限性，并改善患者的整体健康状况。首先，taVNS 可以与药物治疗联合使用，以增强胰岛素的效果或减少药物的使用剂量。对于一些胰岛素抵抗严重的患者，taVNS 可能通过改善胰岛素敏感性，降低对大剂量药物的依赖，减少药物副作用。此外，taVNS 与 SGLT-2 抑制剂等新型降糖药物的联合使用，也可能在改善血糖控制的同时，降低心血管风险。其次，taVNS 与生活方式干预（如饮食控制和运动疗法）结合，可能进一步改善患者的代谢状态。taVNS 通过调节食欲和体重管理，补充饮食控制和运动疗法的不足，帮助患者更有效地达到并维持理想体重。这种多重干预的方式，可能在长期管理糖尿病方面表现出更好的效果。总之，taVNS 与其他传统治疗手段的联合应用，不仅有助于优化治疗方案，还可能改善患者的依从性和治疗体验，从而提高糖尿病的长期管理效果。

（五）taVNS 的临床应用现状及前景

1. taVNS 的临床应用现状

taVNS 在糖尿病领域的应用相对较少，主要集中在初步的临床研究和实验探索中。目前，taVNS 在糖尿病治疗中的应用主要基于其在调节自主神经系统功能、改善胰岛素敏感性和控制炎症反应等方面的潜力。尽管初步研究结果显示出积极的信号，但 taVNS 尚未被广泛应用于临床实践中，主要原因在于缺乏大规模、长时间的临床试验数据来验证其有效性和安全性。在美国和欧洲，taVNS 已获得医疗器械监管部门的批准，用于治疗癫痫和抑郁症。然而，在中国和其他亚洲国家，taVNS 的应用尚处于发展阶段，相关的临床研究和市场推广也刚刚起步。随着全球范围内对糖尿病治疗手段需求的增加，taVNS 作为一种非药物治疗的潜力正在逐渐被认识和探索。

2. taVNS 的优势与挑战

taVNS 在糖尿病治疗中具有若干显著优势，使其成为潜在的、有价值的治疗手段。taVNS 作为一种非侵入性治疗方法，不需要手术或植入装置，患者可以在家中自行操作，这大大提高了患者的依从性和治疗的便利性。相比之下，传统的 VNS 需要通过手术植入电极，这不仅费用高昂，还存在手术并发症的风险。其次，taVNS 的副作用较少，通常表现为轻微的耳部不适或头痛，与药物治疗相比，其安全性更高。此外，taVNS 可能通过多途径作用于代谢调节、食欲控制和炎症抑制，提供一种多功能的治疗选择。然而，taVNS 在糖尿病治疗中的应用也面临一些挑战。首先，目前的临床研究数据较为有限，缺乏大规模、多中心的随机对照试验来验证其长期疗效和安全性。此外，taVNS 的治疗效果可能因个体差异而异，这需要进一步研究以确定最佳的治疗方案和适应证。另外，尽管 taVNS 的操作相对简单，但在实际应用中，患者可能面临设备使用和治疗依从性的问题，这需要通过患者教育和技术支持来解决。

3. 未来发展方向

为了推动 taVNS 在糖尿病治疗中的应用，未来研究应集中在以下几个方向：首先，需要开展更大规模、更长时间的临床试验，以验证 taVNS 在不同糖尿病患者群体中的疗效和安全性。这些研究应包括多中心、随机对照试验，以提供更为强有力的证据支持。其次，应探索 taVNS 与其他治疗手段的联合应用，尤其是在改善胰岛素敏感性和减少并发症方面。通过多途径干预，可能提高治疗效果，并为糖尿病患者提供更为综合的管理方案。最后，随着个性化医疗的发展，taVNS 的治疗方案应逐步走向个性化。研究者应致力于识别哪些患者最有可能从 taVNS 中获益，并制订针对性的治疗策略，以最大化疗效。

三、慢性心力衰竭

慢性心力衰竭（heart failure, HF）是由心脏结构或功能异常造成心室充盈或射血功能受损而引起的一种复杂临床综合征，主要表现为呼吸困难和疲劳，使运动耐量受限及液体潴留，导致肺淤血和外周性水肿，严重影响患者的生活质量和预后。心力衰竭的发生是由于心输出量不足，无法在不增加舒张压的情况下满足身体的需要。任何造成心室收缩和（或）舒张功能受损的心脏病均可导致心力衰竭。常见病因是风湿性心脏病、高血压、缺血性心脏病、心肌炎、主动脉瓣狭窄或关闭不全、室间隔缺损、肺源性心脏病、肺动脉瓣狭窄等。任何年龄均可发生，一般可控制症状，常有反复发作，部分病人可痊愈。

心力衰竭是一个日益严重的重大公共卫生问题，是心血管疾病中唯一发病率和患病率逐渐增加的疾病，其原因一方面是老龄化，另一方面是心血管技术的进步延缓了疾病的进展，虽然降低了早期死亡率，但或许会引起心脏功能及结构的变化，导致心力衰竭。

（一）慢性心力衰竭与迷走神经

支配心脏的副交感神经节前纤维行走于神经干中。这些节前神经元的细胞体位于延髓的迷走神经背核和疑核，在不同的动物中存在种间差异。在胸腔内，心迷走神经纤维和心交感神经一起组成心脏神经丛，并和交感纤维伴行进入心脏，与心内神经节细胞形成突触联系。心迷走神经的节前和节后神经元都是胆碱能神经元。节后神经纤维支配窦房结、心房肌、房室交界、房室束及其分支。心室肌也有迷走神经支配，但纤维末梢的数量远较心房肌少。两侧心迷走神经对心脏的支配也有差别，但不如两侧心交感神经支配的差别显著。右侧迷走神经对窦房结的影响占优势；左侧迷走神经对房室交界的作用占优势。心迷走神经节后纤维末梢释放的乙酰胆碱作用于心肌细胞膜的 M 型胆碱能受体，可导致心率减慢，心房肌收缩能力减弱，心房肌不应期缩短，房室传导速度减慢，即具有负性变时、变力和变传导作用。刺激迷走神经也能使心室肌收缩减弱，但其效应不如对心房肌明显。迷走神经减弱心肌收缩能力的机制是其末梢释放的乙酰胆碱作用于 M 胆碱能受体后，可使腺苷酸环化酶抑制，细胞内 cAMP（环腺苷 3',5'- 单磷酸）浓度降低，肌浆网释放 Ca^{2+} 减少。

一般说来，迷走神经和交感神经对心脏的作用相对抗。但是当两者同时对心脏发生作用时，在多数情况下，迷走神经的作用比交感神经的作用占有较大的优势。在动物实验中，如同时刺激迷走神经和交感神经，常出现心率减慢效应。其机制较为复杂。此外，在交感神经末梢上有接头前 M 型胆碱能受体，在迷走神经末梢上有接头前 α 肾上腺素能受体。迷走神经末梢释放的乙酰胆碱可作用于交感神经末梢的 M 型胆碱能受体，使交感神经末梢释放的递质减少；交感神经末梢释放的 NE 也可作用于迷走神经末梢的 α 肾上腺素能受体，使迷走神经末梢释放的递质减少。这种通过接头前受体影响神经末梢递质释放的过程称为递质释放的突触前调制。

在心力衰竭状态下，交感神经和副交感神经系统之间存在异常，迷走神经的功能可能发生显著变化。心力衰竭患者往往表现出交感神经系统的过度激活，这通常是为了代偿心脏泵血功能下降。交感神经的激活不仅增加心肌收缩力，还通过 β_1 受体介导的机制加速心率，从而提高心输出量。交感神经系统的过度活跃引起交感神经信号传入增加，导致心脏迷走神经传出活动的紧张性和反射性抑制，打破了自主神经系统的平衡。同时，交感神经系统的过度活跃也会导致左心室舒张功能障碍，并增加心血管风险。迷走神经功能下降，减少了其对心脏的保护性抑制作用，使得心率加快、心肌耗氧量增加，同时降低了心脏对压力反射的敏感性，进一步损害心脏的功能储备。此外，迷走神经对心室肌的直接作用减弱，影响了心室肌的舒张功能，加剧了心衰时的心室充盈障碍。迷走神经功能紊乱不仅表现为整体活性的下降，还可能涉及具体的神经传导路径和受体表达的改变。例如，在心衰状态下，心肌细胞上的 M_2 受体密度可能发生变化，导致迷走神经信号传导受阻，进一步削弱了 M_2 受体对心脏的负性调节作用。同时，迷走神经与交感神经之间的相互作用也可能出现异常，如"增强拮抗"现象的失衡，使得交感神经对心脏的影响更为突出，加速了心衰的进程。

鉴于迷走神经功能紊乱在慢性心力衰竭中的重要地位，针对自主神经系统的调节成为心衰治疗的新靶点。恢复迷走神经与交感神经之间的平衡，有望减轻心衰症状，改善患者的预后。特别是近年来，随着对自主神经调控机制的深入理解和相关技术的快速发展，为心衰患者提供了新的治疗希望和研究方向。

（二）taVNS 在心力衰竭中的应用

taVNS 治疗慢性心力衰竭的作用机制可能涉及多个方面。首先，通过刺激耳部迷走神经耳支，可以直接激活迷走神经，将心脏交感神经活性高的自主神经失衡状态调整至迷走神经活动占支配地位，削弱交感神经过度兴奋引起的心脏损害，taVNS 能够抑制心交感神经的活动，降低交感张力，达到减慢甚至逆转心室重塑进展的效果。其次，迷走神经的激活还能调节心脏的电生理活动，减少心律失常的发生，通过激活心室肌胆碱能受体和抑制交感神经节前、节后神经纤维等方式，直接或间接地发挥对心肌的保护作用。此外，迷走神经还能通过影响炎症因子、氧化应激等机制，减轻心脏损伤，促进心脏修复。改善炎症及调节自主神经系统平衡是治疗此病的重要靶点。

研究表明，taVNS 可帮助左心室舒张功能障碍及射血分数保留患者提高心率变异性，并且左心室纵向应变得到显著改善。这种改变在基础左心室整体纵向应变较低的患者中更为明显，提示心功能较差的患者可能从 taVNS 中获益更多。动物实验表明，采用 taVNS 治疗心衰大鼠，能够显著降低大鼠的心率和血压，从而改善心功能指标。同时，taVNS 还能减少心肌间质纤维化，抑制心室重塑。taVNS 可以改善射血分数保留的心衰大鼠的心脏舒张功能。一项针对射血分数保留型心衰大鼠的研究发现，taVNS 可以兴奋迷走神经并产生抗炎和抗纤维化的作用，进而改善大鼠心脏的舒缩功能。

以上结果提示，taVNS 在慢性心衰的治疗中具有潜在的应用价值。此外，有基础实验证实 2 周 taVNS 治疗有助于缓解慢性不可预知应激引起的心功能不全症状，这是 taVNS 作为一种有效的辅助性非药物疗法来改善心功能、治疗心血管类疾病的证据。

（三）taVNS 在其他心脏疾病中的应用

taVNS 可调节心脏自主神经系统，改善健康人的交感或副交感神经平衡，进而治疗高血压、心律失常、心肌梗死等疾病。taVNS 已被证明在治疗多种心脏疾病方面具有显著疗效。

1. 高血压

近年研究发现，自主神经系统失衡亦参与高血压的发病，主要表现为交感神经活动增强、迷走神经活动相对减弱，交感神经的激活是原发性高血压发病机制的关键。交感神经兴奋时，作用于神经递质，释放肾上腺素、NE 和多巴胺，这些物质具有很强的提升心率、收缩血管的作用，并达到升高血压的效果。而迷走神经对抗交感神经，可以抵消、减低交感神经的作用，降低心率、降低血压并使血管扩张。临床研究证明，taVNS 对于心率较高的健康受试者起到明显的心脏抑制作用，调节心脏与血管功能。由于心血管类疾病临床药物治疗的副作用大，taVNS 替代疗法对治疗或缓解心血管类疾病有较好的作用。动物实验显示，采用 22 只正常 SD 大鼠和 15 只自发性高血压大鼠，测量耳甲区电针和手针刺激对大鼠动脉血压和心率的影响，躯体穴位选用左侧"内关"作为对照。结果显示，电针和手针刺激耳甲区能有效降低自发性高血压大鼠和正常大鼠的动脉压，减缓心率，同时激活颈迷走神经放电而抑制交感神经放电，且针刺上肢"内关"穴的降压效果与耳针相比较弱。使用阿托品或切断颈迷走神经干后，针刺耳甲区的降压效应消失，证明针刺耳甲区发挥的降压作用与迷走神经结构和功能的完整性密切相关。

2. 心律失常

心律失常是指心脏冲动的频率、节律、起源部位、传导速度或激动次序的异常，而迷走神经的兴奋性变化会直接影响心脏的节律和频率。迷走神经性心律失常主要包括窦性心律不齐、窦性心动过缓等，这些心律失常多与迷走神经张力增高有关，表现为窦房结起搏频率减慢、窦房传导时间延长等。在某些情况下，刺激迷走神经可以纠正心律失常，如窦性心动过速和阵发性室上性心动过速。这是因为迷走神经属于副交感神经系统，对心脏的主要作用是抑制心脏的电活动，降低心率。

taVNS 具有显著的抗心律失常作用。有研究纳入全身麻醉下行心房颤动消融术的阵发性房颤患者，在麻醉后消融开始前给予患者 taVNS，结果表明，在不影响心率、房室结传导的刺激参数下，taVNS 可明显缩短房颤发作时间并增加诱发房颤所需要的刺激次数。此外，taVNS 可降低患者体内炎性因子水平，而冠状窦 TNF-α 水平无差异，说明 taVNS 的作用是通过体循环介导的。该研究提示，taVNS 有助于阻止房颤的恶化，进而减少房颤相关脑卒中、痴呆及心力衰竭等并发症的发生。taVNS 的抗心律失常作用是通过抑制心脏内在自主神经系统的活动来实现的。taVNS 可以逆转快速心房起搏诱导的心房重塑，抑制心房颤动的诱发，这表明它是一种潜在的无创治疗房颤方法。在心肌梗死患者中，taVNS 可通过下调 MMP-9 和 TGF-β_1 的表达，改善，心肌功能并预防心肌梗死后期的心脏重构。先前的研究表明，心肌梗死诱发的左星状神经节（left stellate ganglion，LSG）激活和重塑可能是室性心律失常的直接诱发机制。此外，在心肌梗死后的犬模型中，慢性低水平 taVNS 可降低室性心律失常的诱导性、减弱 LSG 神经活动和交感神经重塑活动。此外，taVNS 治疗还有助于缓解长期不可预测的压力所导致的症状。研究显示，18 只 SD 大鼠采用腹腔注射阿霉素法建立慢性心脏损伤模型，持续给予 6 周 taVNS，结果发现大鼠心电图 QRS 时限、QT 间期、RR 间期明显缩短，心率明显增加，提示 taVNS 能够稳定阿霉素诱导的大鼠心电活动异常，并可能降低恶性心律失常的发生风险。有研究探究 taVNS 对动物犬室性心律失常的影响，taVNS 可明显减少心肌缺血 – 再灌注后室性早搏、室性心动过速和炎症反应的发生，这为室性心律失常患者提供了一种新的治疗方法。

3. 心肌梗死

心肌梗死（myocardial infarction，MI）为心肌缺血造成的心肌细胞坏死，导致心脏的分子、结构及功能改变，影响患者预后。心肌梗死后，梗死周边、室间隔和右心室心肌中会出现迷走神经重构现象。这种重构表现为迷走神经支配密度的增加，这可能与心肌梗死后自主神经损伤、坏死及再生过程有关。心肌梗死后 3 天至 30 天，迷走神经支配密度在梗死周边、室间隔和右心室中均呈增加趋势。这种重构现象可能对心脏的电生理稳定性产生影响。这种现象从自主神经重构角度揭示了心肌梗死后恶性心律失常的发病机制，为临床应用阻断交感神经支配的药物及非药物治疗方法提供了理论依据。

研究表明，行经皮冠状动脉介入手术的心肌梗死患者在术中短期应用 taVNS 可明显改善心肌缺血 – 再灌注损伤及心功能，主要表现为 taVNS 患者术后 24h 室性早搏及室性心动过速发作次数、术后 72h 内心肌损伤标志物 CK-MB 及肌红蛋白计数、术后 24 h 及术后 7d 氨基末端脑钠肽前体计数及术后 24h 炎性因子白细胞介素 IL-6、IL-1β、高迁移率族蛋白 1 及 TNF-α 均明显降低。超声心动图比较两组患者心室运动功能发现，taVNS 也可改善左心室射血分数及室壁运动节律异常。在心肌梗死的动物模型中，taVNS 可抑制心肌细胞凋亡，降低左心室扩张速率，改善左心室收缩和舒张功能，并减轻心脏纤维化，改善左心室重塑。taVNS 也可改善心肌缺血 – 再灌注损伤。对慢性心肌梗死模型犬的研究表明，taVNS 可以改善心功能，抑制炎症反应并减轻心肌纤维化程度。

taVNS 在心血管疾病的治疗中展现出独特优势与广阔前景。taVNS 通过刺激耳穴，有效调节迷走神经活动，进而影响心血管系统的生理功能，在治疗心律失常、心肌梗死、心功能不全等心血管疾病方面具有显著疗效，能够降低血压、减缓心率，并改善心脏功能。

四、肥胖

肥胖，世界卫生组织将其定义为可对健康造成损害的过度或异常脂肪堆积。其中，95% 以上属于因能量失衡而导致的脂肪堆积，被称作单纯性肥胖（下文简称"肥胖"）。肥胖不仅仅是一个单纯的体重问题，更是与多种代谢性疾病密切相关的重要健康风险因素。研究显示，超重和肥胖个体的并发症风险显著高于正常体重者，常见并发症包括脂肪肝、糖尿病前期、血脂异常和高血压。这些并发症的风险随着身体质量指数（BMI）的增加而升高。肥胖不仅是 2 型糖尿病和心血管疾病的重要风险因素，还与食管癌、结直肠癌、肝癌、胆囊癌、胰腺癌和肾癌等多种恶性肿瘤的发生密切相关。据估计，全球 4% ~ 9% 的癌症诊断与超重有关，肥胖还可能导致这些癌症预后不良。

（一）现有治疗肥胖方法的局限性

面对肥胖带来的严峻挑战，传统的减重方法如行为干预、营养控制、体力活动、药物治疗和减肥手术等，虽然有效但均存在一定的局限性。行为干预和营养控制是肥胖管理的基础方法，主要通过调节饮食习惯和增加身体活动来实现体重管理。这些方法虽然在短期内有效，但通常需要长期的自律和坚持。许多患者在初期能够达到减重目标，但随着时间的推移，因难以持续坚持健康饮食和锻炼习惯，体重往往会出现反弹。此外，行为干预的效果因个体差异而异，部分患者可能因为代谢因素或其他生理原因，无法通过饮食和运动获得显著的减重效果。

行为干预和营养控制是肥胖管理的基础方法，主要通过调节饮食习惯和增加身体活动来实现体重管理。这些方法虽然在短期内有效，但通常需要长期的自律和坚持。许多患者在初期能够达到减重目标，但随着时间的推移，因难以持续坚持健康的饮食和锻炼习惯，体重往往会出现反弹。此外，行为干预的效果因个体差异而异，部分患者可能因为代谢因素或其他生理原因，无法通过饮食和运动获得显著的减重效果。

药物治疗是肥胖管理的重要手段，尤其适用于那些无法通过饮食和行为干预达到理想体重的患者来说。目前市场上存在多种减肥药物，主要通过抑制食欲、减少脂肪吸收或增加能量消耗来实现减重。然而，许多减肥药物伴随着一定的不良反应，如胃肠道不适、心血管风险增加等，且其长期使用的安全性仍需进一步研究。此外，药物治疗的效果在停止用药后常难以维持，部分患者甚至会出现体重反弹的现象。

减肥手术如胃旁路手术和袖状胃切除术，是针对重度肥胖患者的极端治疗手段。这些手术通过物理方式限制胃容量或改变消化道结构，达到减少食物摄入和营养吸收的目的。尽管手术可以带来显著的减重效果，并改善与肥胖相关的代谢疾病，但手术本身存在一定的风险，包括术后感染、营养不良、胆结石以及胃肠功能紊乱等。此外，手术费用高昂，并非所有患者都能承担，同时手术仅适用于 BMI 极高且伴有严重并发症的患者，因此，适用范围相对有限。无论是行为干预、药物治疗还是手术，患者的依从性都是影响治疗效果的关键因素。许多患者在治疗过程中因心理压力大、社会支持不足、抑郁或焦虑等原因难以坚持治疗计划，导致减重效果不佳或体重反弹。此外，肥胖患者往往面临社会偏见和自我形象问题，这些心理因素可能进一步阻碍治疗的成功。

在这一背景下，taVNS 作为一种新兴的非侵入性神经调节方法，因其安全性高、操作简便、成本低廉等优点，逐渐受到广泛关注。越来越多的研究表明，耳穴迷走神经刺激术在肥胖及其相关代谢疾病的管理中具有显著的潜力，为肥胖治疗提供了新的思路和方向。

（二）耳穴治疗肥胖的中医学认识

古代医家在对肥胖问题的认识和治疗上积累了丰富的理论和实践经验。《说文解字》释曰："肥，多肉也。从肉从卩。""胖，半体肉也。一曰广肉。"徐铉在注解中提到："肉不可过多，故从卩寓戒。"因此，在古代"肥"与"胖"即指体形过于丰满或体重超标的状态，"肥，形如满月也，胖，形如半月也"。中医学将肥胖者归为"肥人"或"肥贵人"，肥胖属中医"肥满""痰湿"等范畴。自《内经》提出肥胖三型（脂人、膏人、肉人）及其病机治则起，历代医学家对肥胖的病因、病机进行了深入探索，并提出了多种治疗方法，包括近代成功应用耳穴疗法治疗肥胖的方法。这些古代智慧为现代科学研究和治疗肥胖提供了重要的借鉴。

《灵枢·口问》曰："耳者，宗脉之所聚也。"中医学认为，耳通过经络与全身脏腑相连，耳部穴位的刺激能够疏通经络、调节脏腑，使人体阴阳平和，达到内外并治、标本兼顾的效应。中医耳穴疗法作为一种非侵入性、副作用小的方法，在临床上被广泛应用于肥胖治疗。有研究通过文献计量学方法发现，治疗肥胖常用的耳穴包括内分泌、胃、脾、饥点、神门、三焦、肺、皮质下等。内分泌穴位于耳甲腔底部，类似于人体的松果体，可以调节内分泌系统，具有利湿消肿的作用，与其他穴位联用可增强疗效。脾胃共为后天之本，脾主运化，胃为水谷之海，脾胃二穴相互协调作用，给人体提供水谷精微，运化水湿。三焦穴位于外耳门下，具有健脾益胃、补肾利水、理气通络等效用，此处还有多条神经的混合支通过，是美容、减肥的要穴。肺朝百脉，可通行气血，促进机体代谢功能。神门穴，位于三角窝内，可定心安神、疏解情绪障碍及心理压力，调节神经、消化、心血管等多个系统的功能。皮质下穴，能够调节大脑皮质及中枢自主神经系统，调整内脏机能，多用来治疗神经系统和消化系统病症。饥点穴，常用于降低食欲。以上耳穴合用，可构成治疗肥胖的基础穴组。

临床研究显示，耳穴治疗肥胖的效果与电针疗法相近，但二者结合的疗效优于单纯耳穴治疗或单纯电针治疗。其中的原因可能是，耳穴治疗在电针期间和疗程间歇中继续进行，延长了刺激时间，而且对患者本人起到提醒作用，可能作为一种行为干预方法发挥效应。此外有研究显示，自我耳穴按摩与智能应用程序结合，能够促进体重减轻，降低腰围和臀围，并增强餐前饱腹感。其中，智能应用程序中的每日提醒功能最受患者欢迎，增强了耳穴作为行为干预的提醒作用。

（三）taVNS 治疗肥胖的现代科学进展

耳甲区受耳大神经、耳颞神经、迷走神经等多条神经的共同支配，同时也是内分泌、脾、胃、三焦、肺等与肥胖常用穴的主要区域。本团队前期研究证实，耳甲区穴位的电刺激可调节脑干、丘脑、大脑皮质等相关区域的活动，从而有效调控自主神经系统发挥效应，电刺激已经被用于治疗代谢性疾病。综合中医耳穴疗法作用机制和 taVNS 前期研究基础，本疗法可能通过调节摄食行为、促进脂肪棕色化、抑制下丘脑炎性反应等方面干预肥胖。

1. 调节摄食行为

taVNS 通过刺激迷走神经耳支，增加传入神经信息，从而影响能量摄入。有研究在大鼠模型和临床研究中验证，通过低频电刺激迷走神经胃支，能够模拟进食的迷走传入信号，从而产生饱腹感并控制体重。taVNS 有可能取得与迷走神经刺激类似的效果，由此启发相关研究。研究发现，taVNS 能够明显调节下丘脑中与摄食相关的神经元活动（抑制下丘脑外侧核，激活下丘脑腹内侧核），来促进饱腹感的形成和维持，而非直接减少食欲。同时，有研究发现，耳甲刺激通过调节生长素释放肽的水平，影响迷走神经与胃肠道间的信号传递，从而在人体中调节食欲和促进体重减轻。在饥饿状态下，taVNS 还被证明能够减少食物渴求，这有可能与降低心率变异性有关，进食后继续刺激不改变胃动频率，但能够增加静息能量消耗。

2. 促进脂肪棕色化

taVNS 被认为是减少白色脂肪（white adipose tissue，WAT）堆积、促进 WAT 棕色化和促进棕色脂肪（brown adipose tissue，BAT）氧化激活的重要方法。有研究显示，taVNS 结合低脂饮食，能够显著减少肥胖大鼠 WAT 的重量，并在腹股沟白色脂肪（iWAT）中增加 BAT 特异性蛋白 UCP1 的表达，促使 WAT 中的大脂滴转变为具有 BAT 特征的小脂滴，缩小细胞面积，且线粒体增多，促进了大鼠体重减轻。进一步研究 taVNS 对高脂饮食诱导的肥胖大鼠的影响及其作用机制，结果显示 6 周治疗后大鼠体重明显下降，肾周 WAT 重量减少，背部 BAT 重量增加，血清 NE 水平升高，以及 BAT 中 β_3- 肾上腺素受体和 UCP1 的 mRNA 表达增强。这些结果指出 taVNS 通过激活交感神经系统，增强 BAT 的产热作用，有效改善肥胖。临床研究发现，taVNS 可能通过自主神经的模拟交感神经作用，有助于减轻体重，显示出其在肥胖治疗中的潜在应用价值。

3. 抑制下丘脑炎性反应

外周神经元能够通过复杂的神经回路接收并传递远距离信号，形成脑－肠轴，其中内脏和迷走神经传入纤维将局部信号从肠道传递到大脑。在大脑中，小胶质细胞不仅对经典神经递质反应，还对神经肽和趋化因子的受体反应，显示其在接收和响应这些信号方面起关键作用。在大脑中，小胶质细胞不仅对经典神经递质反应，还对神经肽和趋化因子的受体反应。迷走神经传入纤维虽然不会直接支配下丘脑，但可以通过复杂的神经元回路直接影响下丘脑小胶质细胞。在抑郁模型中，中枢免疫激活可通过 α7nAChR 影响乙酰胆碱水平，产生抗炎作用。本团队采用的 taVNS 可激活 ABVN，经 α7nAChR/NF-κB 介导的抗炎通路缓解海马炎症，起到抗抑郁作用。近期研究发现，taVNS 产生的信号能从孤束核投射到下丘脑，使小胶质细胞从活动状态转变为静息状态，抑制 NF-κB 炎症通路，从而抑制 IL-1β 的分泌。可以预见的是，taVNS 能够抑制高脂饮食诱导的下丘脑炎性反应，改善肥胖状态下的神经特异性活动，经自主神经调节机体能量稳态，起到抵抗肥胖的作用。

4. 调节内分泌功能

肥胖通常伴随着慢性低度炎症，这是由于肥胖状态下脂肪细胞过度增生和肥大，促炎性脂肪因子（如 TNF-α、IL-6 和 MCP-1）的大量分泌所致。这些促炎因子不仅在局部脂肪组织中引发炎症，还可以通过血液循环传播至全身，导致全身性炎症反应。这种慢性炎症状态与胰岛素抵抗、动脉粥样硬化和 2 型糖尿病等肥胖相关疾病的发生密切相关。taVNS 通过激活迷走神经的抗炎通路，可以有效地调节这些促炎因子的分泌。迷走神经通过其传出纤维释放乙酰胆碱，抑制巨噬细胞的 TNF-α、IL-6 和其他促炎性细胞因子的产生，从而减轻脂肪组织的炎症反应。此外，taVNS 还可以通过增加抗炎因子（如 IL-10）的分泌，进一步调节炎症反应，减轻与肥胖相关的全身性炎症。

瘦素和脂联素是脂肪组织分泌的两种重要激素，它们在调节食欲、能量平衡和胰岛素敏感性方面起着关键作用。在正常情况下，瘦素通过作用于下丘脑，减少食欲并促进能量消耗；脂联素则通过增强胰岛素敏感性和抗炎作用，维持代谢平衡。然而，在肥胖状态下，体内瘦素水平升高，机体对瘦素的敏感性下降，形成所谓的"瘦素抵抗"，导致食欲调节失常和进一步的体重增加。此外，肥胖患者的脂联素水平通常较低，这进一步加剧了胰岛素抵抗和炎症反应。taVNS 能够通过调节迷走神经活动，改善瘦素和脂联素的功能。研究表明，taVNS 可以降低肥胖患者血浆中的瘦素水平，缓解瘦素抵抗，帮助恢复正常的食欲调节机制。同时，taVNS 还能够增加脂联素的分泌，改善胰岛素敏感性，减轻肥胖相关的代谢异常。这些激素的调节作用为肥胖的管理提供了新的治疗途径。

胰岛素是调节血糖水平和脂肪代谢的关键激素，肥胖往往伴随着胰岛素抵抗，这也是 2 型糖尿病发生的重要原因之一。taVNS 通过影响迷走神经传导通路，可以改善胰岛素的分泌和功能。有研究发现，耳穴电针刺激能够显著提高肥胖患者的血清胰岛素和 C 肽水平，提示 taVNS 可能通过增强胰岛素敏感性和胰岛 β 细胞功能，改善肥胖相关的代谢异常。除了胰岛素外，taVNS 还可能通过调节其他代谢激素（如胰高血糖素、IGF-1 等）的分泌，进一步优化体内的代谢环境。这些调节作用不仅有助于减轻肥胖，还能预防和缓解与肥胖相关的代谢综合征和心血管疾病。

（四）taVNS 治疗肥胖的未来展望

taVNS 作为一种新兴的非侵入性治疗方法，在肥胖的管理和治疗中显示出显著的潜力。随着科学技术的进步和对神经调节机制的深入理解，taVNS 有望在未来的肥胖治疗中占据更加重要的地位。然而，尽管耳穴疗法在临床应用中显示出良好的前景，其疗效的稳定性及内在机制仍存在许多未解之谜，亟须进一步研究和验证。以下是关于 taVNS 治疗肥胖的几项未来展望。

1. 个性化治疗的开发

随着对肥胖病因和病理机制的深入了解，未来的肥胖治疗将更加注重个性化和精准治疗。taVNS 通过调节迷走神经影响患者的中枢神经系统和内分泌功能，但个体间对这一治疗的反应存在显著差异。因此，开发基于患者生理和遗传特征的个性化 taVNS 治疗方案将成为未来研究的重要方向。个性化治疗可能包括定制化的刺激参数（如频率、强度和持续时间），以优化治疗效果。此外，针对不同肥胖亚型设计专门的治疗方案，可以更有效地满足个体患者的需求，从而提高疗效和患者的依从性。例如，对于伴有代谢综合征的患者，可能需要不同的刺激频率和强度来更好地调节内分泌功能；而对于单纯性肥胖的患者，刺激参数的设置可能更加侧重于食欲抑制和能量代谢的调节。

未来，随着精准医学的发展，结合遗传分析、代谢组学和患者的个体生理数据，taVNS 治疗可以进一步细化和优化，以实现更高的治疗效率和更低的副作用风险。这种个性化的治疗策略将有助于提高患者的依从性，并最大化 taVNS 在肥胖管理中的疗效。

2. 新型设备和技术的应用

随着技术的不断进步，未来的 taVNS 设备将变得更加便携、智能化，能够更好地融入患者的日常生活。例如，taVNS 设备有望与可穿戴技术相结合，使患者能够在日常活动中轻松接受治疗。通过与移动健康应用的集成，患者可以利用智能手机随时监控治疗效果，并接收个性化的健康建议。此外，人工智能（artificial intelligence，AI）和机器学习技术的引入将为 taVNS 设备带来更多创新。这些技术可以通过分析患者的生理数据和治疗反应，自动调整刺激参数，以最佳地匹配患者的生理状态和治疗需求，从而优化治疗效果。AI 驱动的智能系统还能够预测患者的治疗进展，并提供预警和调整建议，确保持续有效的治疗。

这种新型设备和技术的应用将大大提升 taVNS 的使用便捷性和治疗效果，使其不仅能够满足个体化治疗的需求，还能够适应患者的生活节奏，提高依从性和长期疗效。

3. 联合治疗方案的探索

虽然 taVNS 在单一治疗中已经显示出良好的效果，但未来的研究可以进一步探索将 taVNS 与其他治疗方法相结合的可能性。例如，taVNS 与行为干预、药物治疗或减肥手术的联合应用，可能会显著增强综合治疗效果。通过整合不同的治疗手段，可以更全面地应对肥胖的复杂病因，从多个角度改善患者的健康状况。这种多模式的治疗策略为肥胖患者，尤其是那些对单一疗法反应不佳的患者，提供了更为全面和个性化的治疗选择。taVNS 可以在行为干预和药物治疗的基础上，进一步调节神经内分泌功能，增强对食欲、代谢和体重的控制。而在减肥手术后，taVNS 的应用则可以帮助维持术后体重，降低复发风险。

未来的研究应着重探索这些联合治疗方案的最佳组合和适用人群，优化治疗流程，以提供更高效的治疗方案，提高患者的整体治疗效果和生活质量。

4. 长期疗效与安全性的评估

虽然 taVNS 治疗肥胖的短期效果已在多项研究中得到验证，但对其长期疗效和安全性的评估仍然不足。未来的研究应更加关注 taVNS 的长期使用效果，特别是在体重维持和预防体重反弹方面的作用。此外，需深入研究长期使用 taVNS 是否可能引发神经适应或其他潜在的不良反应，以全面评估其安全性。这些长期研究不仅将帮助更好地理解 taVNS 的持续疗效，还将为其在临床中的广泛应用提供重要的科学依据。通过系统地长期随访和安全性监测，研究者可以优化治疗方案，确保 taVNS 在肥胖管理中的安全有效使用。

5. 机制研究的深入探索

虽然已有大量研究揭示了 taVNS 在肥胖治疗中的部分作用机制，但这些机制尚未完全阐明。未来的研究应进一步探索 taVNS 如何通过复杂的神经网络和内分泌系统来调节能量代谢和脂肪分布。这种深入的机制研究将有助于更全面地理解 taVNS 的治疗原理。此外，未来的研究还应关注不同个体对 taVNS 的反应差异。这种差异可能由遗传背景、生理特征或疾病状态等多种因素决定。揭示这些差异将有助于开发更为精确的治疗策略，确保 taVNS 疗法能够更好地适应个体患者的需求，从而提高治疗效果和患者的依从性。

6. 国际标准化与推广

随着 taVNS 疗法的不断成熟和广泛应用，制定国际标准化的操作规范变得尤为重要。这些标准化措施应包括刺激参数的设定、治疗流程的规范、设备的技术标准，以及适应证范围的明确。这将确保 taVNS 在全球范围内得到一致的应用，使患者和医护人员都能够遵循统一的指南，从而保证治疗的安全性和有效性。此外，国际合作与推广对于推动 taVNS 在肥胖治疗中的应用至关重要。通过全球范围内的临床试验和多中心研究，可以进一步验证 taVNS 的疗效和安全性，并促进该疗法被广泛接受和应用。国际标准化和合作推广将帮助更多患者从这一创新疗法中受益，推动 taVNS 在肥胖治疗领域的全面发展。

taVNS 在肥胖治疗中展现出显著的潜力，从理论发展到临床实践均取得了重要进展。进一步验证耳穴治疗肥胖的理论内涵，验证其临床有效性和安全性，并深入解析其治疗机制，是推动这一疗法在肥胖治疗中应用的关键。未来，随着研究的深入和技术的进步，通过个性化治疗的开发、新型设备和技术的应用、联合治疗方案的探索、长期疗效与安全性的评估、机制研究的深入探索，以及国际标准化与推广，taVNS 有望成为肥胖管理和治疗的重要工具。

第三节　经皮耳穴迷走神经刺激术与中枢－外周系统共病

一、糖尿病伴抑郁

在糖尿病患者中，抑郁症的发生率显著高于普通人群。研究表明，糖尿病患者患抑郁症的概率大约是普通人群的两倍。糖尿病与抑郁症之间存在复杂的相互作用，抑郁症不仅增加了糖尿病的发病风险，还会加重糖尿病的病情，导致血糖控制难度增加，同时影响患者对治疗的依从性，进一步恶化健康状况。这种糖尿病与抑郁症的共病现象在临床上形成恶性循环，使得糖尿病伴抑郁症的治疗更加复杂且具有挑战性。目前，糖尿病伴抑郁症的治疗主要依赖于药物治疗、心理治疗以及生活方式干预等综合手段。然而，现有的治疗方法在实际应用中存在诸多问题。首先，抗抑郁药物可能会与糖尿病药物产生相互作用，影响药效，甚至引发不良反应。其次，长期使用抗抑郁药物可能导致体重增加、血糖控制不佳等问题，从而加重糖尿病病情。最后，心理治疗的效果通常需要较长时间才能显现，且患者依从性较低。在这种情况下，寻找新的、有效的治疗手段，以改善糖尿病伴抑郁症患者的预后，显得尤为重要。

taVNS 是一种非侵入性的神经调节技术，通过在耳郭外部皮肤表面施加电刺激，激活迷走神经的耳支。迷走神经是人体最长的脑神经，分布广泛，涉及心脏、肺、胃肠道等多个重要器官的功能调节。迷走神经的激活与多种生理功能相关，包括炎症反应的调控、自主神经系统的平衡，以及中枢神经系统的功能调节。taVNS 作为一种相对新兴的治疗手段，已在多种疾病的治疗中显示出潜在的应用价值。其应用领域包括但不限于抑郁症、焦虑症、癫痫、慢性疼痛、炎症性疾病等。例如，在抑郁症治疗中，taVNS 通过调节迷走神经活动，影响大脑中的情绪调节中心，如前扣带回、杏仁核和海马体等区域，从而达到缓解抑郁症状的效果。与传统的药物治疗相比，taVNS 具有副作用少、依从性高等优势，因而逐渐引起临床和科研领域的广泛关注。在糖尿病的治疗中，taVNS 也显示出一定的潜力。研究表明，迷走神经的刺激可以调节胰岛素的分泌和胰岛素敏感性，从而有助于血糖的稳定控制。此外，taVNS 的抗炎作用可能有助于减轻糖尿病相关的慢性炎症反应，从而改善患者的整体代谢状态。

（一）糖尿病伴抑郁的病理生理机制

糖尿病和抑郁症是两种常见的慢性疾病，分别影响着全球数亿人的生活。然而，当这两种疾病同时存在时，其复杂性和对患者健康的影响显著增加。糖尿病伴抑郁的共病现象不仅提高了患者的死亡风险，还增加了医疗负担。因此，深入理解糖尿病和抑郁症之间的双向关系及其病理生理机制，对于优化治疗策略具有重要意义。

1. 糖尿病对抑郁症的影响

首先，糖尿病是一种慢性疾病，要求患者长期面对药物治疗、饮食控制、血糖监测等复杂的自我管理任务，这些负担常常导致患者产生心理压力和焦虑，进而引发抑郁症状。研究表明，糖尿病患者的生活质量下降、自我效能感降低和长期的疾病负担都与抑郁症的发生密切相关。其次，糖尿病的代谢紊乱，如高血糖状态，可能通过多种生物学途径直接诱发抑郁症状。例如，长期高血糖可以导致神经病变，进而影响中枢神经系统的功能。再次，高血糖状态还会引发炎症反应和氧化应激，进而损伤脑内神经细胞，这些变化可能导致情绪调节功能的紊乱。研究发现，糖尿病患者的脑内神经递质，如多巴胺、5-HT 和 NE 水平发生改变，这与抑郁症的发生密切相关。最后，糖尿病引发的微血管病变，也可能对抑郁症的发生起到重要作用。糖尿病患者常常伴有脑内微血管病变，这些病变可能导致脑供血不足，影响脑部的正常功能，特别是与情绪调节相关的脑区，如前额叶皮层、海马体和杏仁核。这些脑区功能的损害被认为是抑郁症的主要生物学基础之一。

2. 抑郁症对糖尿病的影响

与此相对应，抑郁症也会通过多种机制加重糖尿病的病情，形成恶性循环。首先，抑郁症患者的行为模式往往会影响他们的糖尿病管理。抑郁症状，如疲乏、无助感和对未来的消极态度，可能导致患者缺乏动力去坚持必要的生活方式改变，如健康饮食、规律运动和定期服药。这种行为上的不依从性会导致血糖控制不佳，从而加重糖尿病的病情。其次，抑郁症与糖尿病之间的生物学联系也在研究中得到了证实。抑郁症患者的 HPA 轴常常处于过度活跃状态，导致体内皮质醇水平升高。皮质醇是一种应激激素，其升高会引起胰岛素抵抗，从而导致血糖水平升高。此外，抑郁症患者体内的慢性炎症状态也与糖尿病的发生密切相关。抑郁症与糖尿病患者常常表现出较高的 C 反应蛋白、IL-6 和 TNF-α 等炎症标志物，这些炎症因子不仅可以直接影响胰岛素的功能，还会通过破坏胰岛细胞来加重糖尿病的病情。另外，抑郁症还与交感神经系统的异常活跃有关。交感神经系统的过度活跃不仅会导致高血压和心血管疾病，还会影响胰岛素的分泌和葡萄糖的代谢，进一步加重糖尿病症状。

3.临床表现

在临床上，糖尿病伴抑郁的患者往往表现出更为复杂的症状群，且其病程进展通常较为迅速。糖尿病和抑郁症的共病会使患者的生活质量显著降低，表现为更严重的疲劳感、睡眠障碍、食欲不振或暴饮暴食，以及更强烈的无助感和无望感。这些症状不仅使得患者在日常生活中感到更加困难，也增加了医疗干预的复杂性。糖尿病伴抑郁的患者通常比单纯糖尿病患者需要更多的医疗资源，住院次数增加，医疗费用显著提高。此外，这类患者的并发症发生率更高，如糖尿病足、心血管疾病和糖尿病肾病等，这些并发症的出现不仅增加了患者的身体痛苦，还进一步加重了抑郁症状，从而形成恶性循环。

在治疗方面，糖尿病伴抑郁患者对常规治疗的反应通常较差。由于抑郁症的存在，这类患者在糖尿病的管理上常常表现出依从性差，如不按时服药、不监测血糖、不遵守饮食和运动计划等。抑郁症的存在还可能使得患者对糖尿病并发症的感知更加敏感，增加其焦虑感，从而进一步影响血糖控制。

糖尿病和抑郁症之间的双向关系及其临床表现给治疗提出了巨大挑战。有效的治疗方案不仅要关注糖尿病的代谢控制，还要综合考虑抑郁症的心理干预。因此，糖尿病伴抑郁症患者的治疗需要采用多学科的综合策略，包括药物治疗、心理治疗、生活方式干预等，以打破这两种疾病之间的恶性循环，改善患者的整体健康状况。

（二）taVNS 的作用机制

taVNS 通过对耳迷走神经的非侵入性电刺激，可以激活迷走神经，从而产生多种生理效应，涵盖神经调节、炎症反应和代谢调控等。迷走神经的抗炎作用已经在多项研究中得到证实，这一作用被称为"胆碱能抗炎通路"。迷走神经的激活，可以抑制体内炎症因子的释放，尤其是抑制 TNF-α、IL-6 和其他促炎细胞因子的产生。taVNS 作为一种非侵入性的迷走神经刺激方法，可以通过激活这条通路来抑制体内的慢性炎症反应。这对于糖尿病患者尤其重要，因为慢性低度炎症被认为是导致胰岛素抵抗和糖尿病并发症的重要病理机制之一。taVNS 的抗炎作用可能通过减轻全身性炎症，改善胰岛素的敏感性和血糖控制。这一机制也为 taVNS 在其他炎症相关疾病中的应用提供了理论依据。

胰岛素抵抗是 2 型糖尿病的核心病理机制，表现为胰岛素无法有效促进葡萄糖的摄取和利用，导致血糖水平升高。taVNS 在调节胰岛素抵抗方面的潜力近年来引起了广泛关注。通过调节迷走神经的活动，taVNS 可能影响胰岛素的分泌和作用。迷走神经在胰岛细胞中的分布表明，taVNS 可以通过增强副交感神经活动，促进胰岛素的分泌。此外，taVNS 的抗炎作用也可能通过减轻炎症介导的胰岛素抵抗，改善胰岛素的敏感性。taVNS 不仅在外周系统中发挥作用，还通过复杂的神经通路对中枢神经系统产生广泛的影响。特别是在情绪调节和代谢控制方面，taVNS 展现出了重要的潜在作用。taVNS 对大脑情绪调节的影响主要通过孤束核与大脑中情绪相关区域的连接来实现。孤束核是迷走神经感觉纤维在脑干中的主要投射区域，从这里出发，taVNS 的信号可以传递到边缘系统，包括杏仁核、海马体和前扣带回等区域。

杏仁核是大脑中的情绪处理中心，尤其在恐惧和焦虑的情绪反应中起关键作用。taVNS 通过调节杏仁核的活动，可以减少焦虑和应激反应，缓解抑郁症状。海马体与记忆和情绪调节密切相关，taVNS 可能通过改善海马体的功能，增强情绪的正向调节能力。此外，前扣带回被认为在情绪的认知调节中起重要作用，taVNS 对该区域的影响可能有助于增强患者对情绪的控制，从而改善抑郁症状。

研究还表明，taVNS 可以增加大脑中 NE 和 5-HT 的水平，这些神经递质在抑郁症的病理生理过程中起重要作用。通过调节这些神经递质的平衡，taVNS 可能发挥抗抑郁的作用。此外，taVNS 的镇静作用也可能通过减少交感神经活动和促进副交感神经活动来实现，从而降低焦虑水平，改善患者的整体情绪状态。taVNS 对大脑代谢调控的影响同样重要，特别是在调节食欲、能量平衡和胰岛素敏感性方面。下丘脑是大脑中负责调节代谢和能量平衡的核心区域，迷走神经通过与下丘脑的神经连接，参与对食欲和能量消耗的调节。研究表明，taVNS 可以影响下丘脑中与食欲调节相关的神经回路，抑制饥饿感，这可能有助于控制体重和改善肥胖患者的代谢状况。对于糖尿病患者来说，这种调节作用具有特殊意义，因为肥胖是 2 型糖尿病的重要风险因素之一，控制体重可以显著改善胰岛素抵抗和降低血糖水平。

此外，taVNS 对脑内胰岛素信号通路的调节作用也在研究中得到了初步证实。胰岛素不仅在外周组织中发挥作用，还在中枢神经系统中参与调节葡萄糖代谢和能量平衡。taVNS 通过增强中枢胰岛素信号的传递，可能改善大脑对葡萄糖的利用，从而有助于整体代谢的优化。

神经可塑性是指大脑在响应外部刺激或内部需求时，通过改变神经元之间的连接强度或数量来调整自身功能的能力。taVNS 通过影响大脑的神经网络，可能在改善抑郁症状和代谢功能方面发挥作用。研究表明，taVNS 可以促进海马体和前额叶皮层的神经可塑性，这些区域在情绪调节和认知功能中起重要作用。通过增强这些区域的神经可塑性，taVNS 可能有助于缓解抑郁症状，提高认知功能。此外，taVNS 对神经可塑性的促进作用可能还与其抗炎和调节神经递质的功能有关。

taVNS 通过多层次、多途径的机制在外周和中枢神经系统中发挥作用。这些机制的共同作用使得 taVNS 在糖尿病伴抑郁症的治疗中展现出独特的优势。通过对迷走神经的调节，taVNS 不仅能够改善糖尿病患者的代谢状态，还可以有效缓解抑郁症状，提高患者的整体生活质量。未来的研究需要进一步深入探讨 taVNS 的具体机制，并优化其在临床中的应用方案，以实现更好的治疗效果。

（三）taVNS 在糖尿病伴抑郁症治疗中的临床应用

目前关于 taVNS 治疗糖尿病的临床研究主要集中在 2 型糖尿病（T2DM）患者群体中，因为 T2DM 的发病机制主要与胰岛素抵抗和慢性低度炎症有关，而这些正是 taVNS 潜在的治疗靶点。糖尿病患者中的抑郁症发病率高，且抑郁症状常常加重糖尿病的管理难度，形成恶性循环。在抑郁症的治疗中，药物治疗仍然是主要的干预手段。然而，传统抗抑郁药物在糖尿病患者中可能存在一些问题，如药物代谢影响血糖水平、增加体重等副作用。taVNS 作为一种非药物治疗手段，为这些患者提供了另一种选择。此外，对于药物治疗效果不佳的患者，taVNS 可以作为一种补充治疗手段，有助于改善症状。

自 2000 年初以来，taVNS 在抑郁症治疗中的潜力逐渐得到认可。多项研究探索了 taVNS 在治疗抑郁症中的有效性，特别是对难治性抑郁症的影响。近年来，研究者开始关注 taVNS 在糖尿病伴抑郁症患者中的应用，探索其在这一特殊人群中的有效性和安全性。然而，这些研究样本量相对较小，且研究设计存在一定的局限性，需要进一步的多中心、大样本 RCT 研究来验证这些初步结果。长期疗效是评估任何抑郁症治疗方法的关键指标，抑郁症的治疗不仅需要短期的症状缓解，更需要长期维持疗效，以防止复发和缓解生活质量的下降。在依从性方面，taVNS 由于其非侵入性和较低的副作用，患者依从性普遍较高。与传统的药物治疗相比，taVNS 的依从性更好，这可能与患者对非药物治疗的接受度较高有关。此外，taVNS 设备通常易于使用，患者可以在家庭环境中自行操作，这也有助于提高患者的依从性。

关于 taVNS 在糖尿病合并抑郁症治疗中仍有许多问题需要进一步探索。首先，未来的研究应重点关注扩大样本量，并进行多中心研究，以提高研究结果的普遍性和可靠性。其次，taVNS 的作用机制仍不完全明确。尽管现有研究初步揭示了 taVNS 可能通过调节自主神经系统和中枢神经系统的活动来改善抑郁症状，但具体的神经生物学机制仍需进一步研究。此外，不同患者群体（如糖尿病患者、老年患者和青少年患者）对 taVNS 的反应可能存在差异，这需要进一步的分组研究来探索。最后，taVNS 与其他治疗方法的联合应用仍是一个值得深入探讨的领域。taVNS 与药物治疗、心理治疗、行为治疗等多种治疗方法联合应用可能产生协同效应，从而提高整体疗效。未来的研究应探讨不同治疗方法的最佳组合，以制订更为个体化的治疗方案。

（四）taVNS 在糖尿病伴抑郁症中的应用整合

糖尿病伴抑郁症的治疗涉及多种治疗手段的综合应用。传统的治疗方法包括药物治疗、心理治疗、生活方式干预以及教育支持等。随着 taVNS 作为一种新兴治疗手段逐渐进入临床应用，其与现有治疗方法的整合成为治疗方案优化的重要内容。

1. 药物治疗与 taVNS 的整合

药物治疗仍然是糖尿病伴抑郁症的主要干预手段，尤其是在抑郁症症状较为严重时，抗抑郁药物（如 SSRIs、SNRIs）是常用的治疗选择。然而，抗抑郁药物在糖尿病患者中可能带来一些不良反应，如体重增加、血糖波动等，可能加重糖尿病的病情。因此，taVNS 作为一种非药物治疗手段，可以与药物治疗结合使用，减少药物剂量，降低药物不良反应的风险。

研究表明，taVNS 可以通过调节自主神经系统和中枢神经系统，改善抑郁症状，并且在某些情况下可以增强抗抑郁药物的效果。因此，taVNS 与药物治疗的整合可以采用以下几种策略。

（1）联合治疗：在传统药物治疗基础上，添加 taVNS 治疗，特别适用于那些对单一药物治疗反应不佳或不耐受的患者。这种策略可以帮助降低药物剂量，同时维持或提高治疗效果。

（2）阶梯治疗：在症状较轻的患者中，首先采用 taVNS 进行干预，若效果不佳再引入药物治疗。这种方法可以避免过早使用药物，从而减少药物相关的副作用。

（3）替代治疗：对于无法耐受药物治疗的患者，可以考虑使用 taVNS 作为替代疗法。研究显示，taVNS 在改善抑郁症状方面具有显著疗效，对于特定患者群体，taVNS 可以作为一种有效的非药物治疗选择。

2. 生活方式干预与 taVNS 的整合

生活方式干预是糖尿病管理的重要组成部分，包括饮食调控、规律运动、戒烟限酒和压力管理等。taVNS 可以与这些干预措施结合，以增强综合治疗效果。taVNS 在自主神经调节和抗炎作用方面的优势，使其能够协助改善糖尿病患者的代谢状态。例如，taVNS可以通过增强副交感神经的活动，帮助调节心率和血糖水平，这对饮食和运动干预的效果起到积极的促进作用。此外，taVNS还可以通过调节HPA轴，降低应激水平，帮助患者更好地应对压力，从而提高患者对生活方式干预的依从性。在整合策略上，可以考虑以下方式。

（1）协同干预：在进行饮食和运动干预的同时，应用taVNS以增强生理调节效果。例如，在患者进行运动训练时同步进行taVNS治疗，可能有助于改善运动后胰岛素敏感性和血糖控制。

（2）辅助干预：taVNS可以作为生活方式干预的辅助措施，帮助患者应对生活方式改变带来的压力和焦虑，从而提升整体治疗效果。

3. 治疗方案设计——提出基于个体化治疗原则的taVNS临床应用方案

糖尿病伴抑郁症的治疗方案设计需要考虑患者的个体差异，包括病情严重程度、生活习惯、心理状态、药物耐受性等因素。基于个体化治疗原则，taVNS的临床应用应注重以下几个方面。

（1）病情评估：在制订治疗方案前，需对患者的糖尿病和抑郁症状进行全面评估。这包括血糖控制水平、抑郁症状的严重程度、生活质量、药物治疗史和副作用评估等。通过全面评估，可以确定患者是否适合taVNS治疗，以及应如何与其他治疗手段结合使用。

（2）个性化治疗目标：每位患者的治疗目标应根据其具体情况制定。例如，对于血糖控制较差的患者，目标可能是通过taVNS辅助改善胰岛素敏感性和降低血糖水平；对于抑郁症状较严重的患者，治疗目标则侧重于情绪状态的改善和生活质量的提升。taVNS治疗方案应根据这些目标进行调整，如调整刺激参数、治疗频率等。

（3）taVNS治疗参数的个体化：taVNS的治疗效果在很大程度上依赖于刺激参数的设定，包括刺激强度、频率、持续时间等。对于不同患者，治疗参数应根据其个体反应进行调整。例如，初次使用时可以采用较低的刺激强度，逐渐增加，直到达到最佳治疗效果。此外，对于对刺激敏感的患者，可以缩短单次治疗时间或降低刺激频率，以提高耐受性。

（4）动态调整与随访：taVNS治疗应根据患者的病情变化进行动态调整。定期随访对于评估治疗效果和调整方案至关重要。通过随访，医生可以了解患者的治疗进展，及时调整治疗方案，确保taVNS的长期疗效。

（五）临床应用的挑战与展望

taVNS 作为一种新兴的治疗手段，尽管显示出广泛的临床应用潜力，但在实际应用中仍然面临多项技术挑战，这些挑战可能限制其推广和临床应用的效果。目前，taVNS 设备的开发和标准化工作仍处于初期阶段。不同厂家生产的设备在设计、功能和性能方面存在显著差异，这导致了临床研究结果的可比性较差。此外，现有设备在操作便捷性和患者体验方面仍有改进空间。部分设备体积较大或操作复杂，可能影响患者的依从性。为解决这些问题，需要进一步推动 taVNS 设备的技术创新。例如，开发更小巧、便携、易操作的设备，并改进界面设计，使其更适合患者的日常使用。此外，设备的长期耐用性和安全性也是重要的考虑因素，特别是在长期治疗中，设备的可靠性直接影响治疗效果。taVNS 作为一种非药物治疗手段，与其他治疗手段（如药物治疗、认知行为治疗、生活方式干预）的联合应用是未来研究的一个重要方向。研究应探索不同治疗手段的最佳组合方式，特别是在复杂病情（如糖尿病伴抑郁症）中的应用。例如，可以研究 taVNS 与特定药物联合应用的效果，以及与行为治疗或心理干预的协同作用。通过这种多模式的治疗策略，可能会进一步提高治疗效果，弥补单一治疗的不足。

最后，taVNS 的推广还需要加强患者教育和公共卫生策略。提高患者和医生对 taVNS 的认知，提供关于设备使用、治疗效果和副作用管理的详细信息，是推广 taVNS 的重要组成部分。此外，公共卫生策略应关注如何将 taVNS 纳入糖尿病和抑郁症的综合管理计划，促进其在更广泛人群中的应用。

综上所述，taVNS 在糖尿病伴抑郁症中的应用具有广阔的前景，但仍需克服一系列技术和临床研究的挑战。通过个体化治疗方案的优化与其他治疗手段的整合应用，taVNS 有望成为糖尿病伴抑郁症治疗中的重要手段，改善患者的整体健康状况和生活质量。

二、疼痛伴抑郁

疼痛和抑郁是严重困扰着人类的疾病，临床上慢性疼痛和抑郁常常相互伴随，相互影响。流行病学调查研究表明，在慢性疼痛患者中，重性抑郁症的平均患病率有时可高达 85%；在抑郁症患者中，慢性疼痛的患病率为 51.8% ~ 59.1%，抑郁症状加剧疼痛及其持续时间，疼痛增加抑郁症状的严重程度，二者恶性循环，使治疗复杂化，加剧机体功能损害和延长病程，显著降低患者的生活质量。

目前学界没有明确治疗疼痛抑郁共病的最佳治疗方法，临床上主要采取药物治疗方式，但是局限性也很明显：一是治疗疼痛抑郁共病的药物十分有限，如美国 FDA 仅批准了两类抗抑郁药物，5-HT、NE 再摄取抑制剂（SNRIs）和三环类抗抑郁药物（TCAs）治疗疼痛抑郁共病；二是疼痛和抑郁程度随着时间而变化，这对恰当选择药物干预时机提出巨大挑战；三是药物治疗有起效缓慢、维持时效短等问题，长期使用易产生药物依赖等不良反应。受限于上述现状，临床只有 40% ~ 60% 的患者疼痛和抑郁能够缓解，同时疼痛抑郁共病比任何单一患病的花费都更昂贵，这给患者、家庭带来沉重的经济压力，因此迫切需要找到疼痛抑郁共病潜在的发病机制和治疗新方法。

越来越多的医生和患者开始寻求非药物疗法治疗疼痛抑郁共病，已有实验室研究表明有效的神经调节可以用来治疗疼痛和抑郁。目前，临床与基础研究都表明 VNS 可以有效治疗疼痛和抑郁，但是其手术创伤大、价格昂贵，难以推广应用。针刺是一种历史悠久、理论完善、治疗安全有效的中医疗法，在疼痛和抑郁疾病的治疗中应用广泛，有证据表明慢性疼痛和抑郁症的针刺治疗效应，与假针刺和常规治疗相比，可有效减轻疼痛和抑郁症状，针刺对于伴或不伴疼痛的抑郁症患者都是一种经济有效的治疗方法。耳为"宗脉之所聚"，耳通过经脉、脏腑与全身发生广泛的联系，可有效治疗各种疾病。已有临床研究表明，耳穴刺激可有效治疗疼痛抑郁共病。耳甲区是哺乳动物体表唯一有迷走神经传入纤维分布的区域，这是耳穴有效治疗疾病的科学依据之一。由于经皮耳甲刺激与 VNS 有着相似的功能结构基础和生理效应，采用经皮耳甲电刺激（刺激耳迷走神经）用于治疗抑郁症和疼痛，都有较好的疗效，经皮耳甲电刺激可能是治疗疼痛抑郁共病的有效神经刺激疗法。

因此，从刺激耳迷走神经的脑效应机制来观察经皮耳甲电刺激治疗疼痛抑郁共病的疗效和可能的作用机制，是探索非药物治疗疼痛抑郁共病，为临床治疗疼痛抑郁共病提供经济可靠的方法；对缓解患者病情，减轻痛苦，改善其生活质量，具有重要的经济价值和社会价值；也是对中医针灸这一宝贵遗产的传承、保护和发展，具有重要的文化价值。

（一）疼痛和抑郁的发病机制

疼痛和抑郁同时发生，相互影响，表明两者之间有潜在的共同发病基础，但是其神经机制尚不清楚。疼痛与抑郁之间的相互作用可以通过多种生理机制来解释。慢性疼痛常伴随着身体的炎症过程，而炎症因子如细胞因子可以影响中枢神经系统的功能，导致情绪障碍；长期的压力可以导致 HPA 轴异常激活，进而引起一系列激素水平的变化，导致 HPA 轴功能失调，包括皮质醇水平升高，这与疼痛敏感性和抑郁症状相关；长期的疼痛或抑郁可以改变大脑结构和功能，包括前额叶皮层、扣带回、杏仁核等区域的形态学变化，这些变化可能同时促进疼痛和抑郁的发展。单胺假说是抑郁症发病的经典假说之一，中枢神经系统中 5-HT、NE、多巴胺等单胺类神经递质活性降低会导致抑郁症，这些神经递质广泛调节包括情绪、动机、压力等行为状态。多年来，大量对照试验报道了抗抑郁药物治疗各种原因的慢性疼痛的有益结果，度洛西汀和文拉法辛等"明星"抗抑郁药物的作用靶点与单胺类神经递质密切相关，提示单胺能系统可能是疼痛抑郁共病的机制之一。

1. 5-HT 能系统

抗抑郁药被认为是治疗神经性疼痛和纤维肌痛的首选一线药物，治疗慢性疼痛的一个潜在选择是使用抗抑郁药选择性 5-HT 再摄取抑制剂，它可以增加大脑中的 5-HT，其镇痛效应与其对情绪的影响无关。5-HT 能系统的功能障碍与抑郁症和慢性疼痛障碍有关。很多脑区，如下丘脑、杏仁和内侧前额叶皮质、岛叶皮质都参与中枢的慢性痛的调制过程，其中很多核团接受来自 5-HT 的上行纤维投射。传统理论认为抑郁是 5-HT 能系统功能减弱导致 5-HT 释放量减少，突触间隙 5-HT 含量下降所引起，同时慢性疼痛刺激会使大脑 5-HT 的释放减少，导致其抗伤害能力减弱。慢性不可预知温和应激（chronic unpredictable mild stress，CUMS）模型大鼠前额叶皮质（prefrontal cortex，PFC）中 5-HT 含量降低，提示 5-HT 减少与抑郁的发病有关。CUMS 模型大鼠 5-HT1A 受体亲和力及数量较正常组明显降低，激活脊髓背角和大脑边缘区的 5-HT1A 受体分别产生伤害性信号抑制和抗抑郁样作用。疼痛和抑郁大鼠延髓头端腹内侧核（rostral ventromedial medulla，RVM）中 5-HT1A 受体表达增高，在 RVM 中注射 5-HT1A 受体拮抗剂后，大鼠疼痛和抑郁症状减轻。构成 5-HT 能神经环路的神经元广泛接受来自前脑和边缘系统的神经元投射，又分别支配几乎所有的脑区和脊髓。背侧被盖核（dorsal raphe nucleus，DRN）是中缝核群中参与疼痛和情绪调节的主要核团，DRN 中 5-HT 神经元投射到海马以及 PFC，参与抑郁情绪调节。从 DRN 上行投射至边缘和邻近的前脑部位的 5-HT 能痛觉通路控制着痛觉注意过程。从 DRN 投射到中央杏仁核的生长抑素中间神经元，再投射到外侧缰核的一种特殊的 5-HT 能通路现在被发现是控制慢性疼痛中共病抑郁症状的关键神经回路，使用药理学或光遗传学方法激活该途径可减少这些小鼠的抑郁样行为。

2. NE 能系统

NE 能细胞群的神经纤维几乎弥散于整个中枢神经系统，参与情绪和疼痛调节。

药物干预后，抑郁症患者脑内 NE 活性明显升高，与抑郁症状呈正相关。NE 主要通过作用于 α_1- 肾上腺素受体和 α_2- 肾上腺素受体参与疼痛的调控，下行通路释放的 NE 直接作用于外周伤害性感受器和脊髓中继神经元，α_2- 肾上腺素受体抑制疼痛。NE 合成的主要部位是脑干的 LC，NE-LC 通路投射到 PFC、边缘区、下丘脑和小脑，在调节疼痛和抑郁症中发挥着重要作用，LC 在慢性疼痛中有镇痛和促痛的双重作用，可能与 NE 在疼痛通路中存在应变差异有关。LC 可能通过投射到作用于 α_1-肾上腺素受体的 DRt 而发挥间接的镇痛作用，LC 投射到 PFC 的类似激活在不改变诱发痛的情况下加剧了自发痛，同时 PFC 增加厌恶学习和记忆以及绝望行为，与应激相关抑郁障碍有相似之处。在抑郁症患者中发现 NE-LC 投射缺失，这可能与 NE 能终末缺失有关。

3. DA 能系统

多巴胺是一种儿茶酚胺类神经递质，参与调控多种中枢神经系统的生理功能，在痛阈改变及情感障碍中发挥重要作用。VTA 是脑内最主要的 DA 能神经元聚集区。研究表明，持续的慢性痛可引起 VTA 内 DA 能神经元的功能紊乱，抑制动物的奖赏行为，导致负性情绪的产生。已有证据表明，慢性疼痛和抑郁症分别会降低 VTA 和纹状体受体功能，以下调脑内 DA 的表达水平，VTA 中 DA 能神经元异常电生理活动导致的 DA 功能降低可能是疼痛和抑郁的发病机制。激活 ACC 的兴奋性神经元产生痛厌恶情绪，ACC 脑区的 D_1 受体可通过影响神经元兴奋性参与痛情绪的调节。抑郁自杀患者死后的中央杏仁核和基底核中，DRD2 结合增加，在脊髓区域 DA 通过激活 DRD2-cAMP-PKA 通路，起到镇痛作用。在 CNS 中，5-HT 能和 NE 能系统、5-HT 能系统与来自中脑纹状体的 DA 能之间相互作用，利用病毒示踪投射到 VTA 的 DA 能神经元上游脑区后，发现大量从 DRN 投射过来的 5-HT 神经纤维，形成 5-HTDRN-VTA 通路。LC 内 5-HT 能神经元和 NE 能神经元均处于激活状态并相互影响，DRN 以及 LC 的 5-HT 和 NE 分别与疼痛和抑郁症状有着直接的联系。由此可见，单胺类神经递质及受体在疼痛和抑郁中相互影响，共同发挥重要的调制作用。

（二）VNS 及 taVNS 可有效治疗疼痛和抑郁

1. VNS 可有效治疗疼痛和抑郁的临床研究

人体和动物研究提供了越来越多的证据，表明 VNS 除了在难治性癫痫和抑郁症的治疗中具有治疗功效外，还可以提供强效镇痛作用。镇痛可能由迷走神经传入介导，迷走神经传入抑制脊髓伤害性反射和传递，并具有强抗炎特性。在一项小型研究中，研究人员发现，接受 VNS 治疗的慢性骨盆疼痛患者比接受非迷走神经耳郭刺激治疗的患者焦虑程度明显较低。他们还发现随着更有针对性的刺激，诱发疼痛强度和机械疼痛的时间总和呈降低的趋势。结合已知的 VNS 及其抗伤害感受和抗炎作用，这项研究和类似研究的发现证明了解决与慢性骨盆疼痛和其他慢性疼痛综合征相关的痛觉过敏和中枢敏化的前景。

在最近的一项单臂、开放研究中，高频发作性偏头痛和慢性偏头痛患者使用两次 VNS 后，大多数患者报告疼痛缓解，缓解定义为视觉模拟量表上疼痛减轻 ≥ 50%。值得注意的是，尽管没有报告意外或严重的不良事件，但在少数研究参与者中发现了一些轻度至中度的不良反应，包括刺耳的声音、颈部抽搐和刺激器应用部位发红。总之，这项观察性研究表明 VNS 在急性偏头痛治疗中的有益作用。

2001 年，VNS 在欧盟成员国被批准获得 CE 标志（表明符合安全和环境法规），用于治疗患有难治或治疗不耐受的慢性或复发性抑郁症的成人，包括单相和双相抑郁症的患者。一项关于 VNS 用作相对耐药的重度抑郁发作的潜在治疗方法的多中心试点研究结果表明，包括 DSM- Ⅳ 诊断为重性抑郁症或 Ⅰ 型或 Ⅱ 型双相情感障碍的患者在内的受试者在 VNS 植入 3 个月后的 9 个月被评估。在此期间，允许改变患者精神药物和 VNS 参数，缓解率（定义为基线汉密尔顿评分至少降低 50%）从急性期研究后的 17% 增加到 29%。植入后 1 年最常见的副作用是声音改变（21%）、呼吸困难（7%）和颈部疼痛（7%）。另一项病例分析中，描述了一例难治性抑郁症患者，有严重腰椎退行性疾病病史，导致慢性下腰痛。他的抑郁和疼痛症状似乎都对 VNS 有反应。患者最终停止了所有药物治疗，并在 35 个月内没有抑郁和疼痛，自始至终设备设置没有改变。在 VNS 植入后 66 个月和他最初的临床抗抑郁反应后 64 个月，在单盲条件下，科研人员在急性 VNS 开和关条件下使用实验室热疼痛程序进行了定量感觉测试。有趣的是，尽管在过去的 35 个月中有显著和深刻的抗伤害性临床反应，但与设备关闭条件相比，当 VNS 设备主动放电时，他的疼痛评分显著增加。该病例表明，VNS 诱导的疼痛敏感性急性增加可以与临床抗伤害性反应共存。如果急性增加的敏感性为较慢的慢性抗疼痛作用奠定了基础，则急性增加的敏感性不会消失。VNS 对疼痛感知的急性和慢性影响值得进一步研究。

2. VNS 治疗疼痛抑郁共病的机制研究

迷走神经 80% 是传入神经，大部分投射至孤束核，孤束核直接投射到 PBN、

LC、DRN，并中继到下丘脑、杏仁核、丘脑、纹状体等（图2-5）。因此，长期以来被认为与抑郁症或疼痛相关的行为有关的大脑区域，直接或间接地由终止于孤束核的迷走神经传入纤维投射而来。迷走神经投射到DRN是非常重要的，因为它含有NE能和5-HT能投射，而传统抗抑郁药物的作用机制涉及这些投射。哈文（Havan）等也观察到，VNS显著增加了孤束核、PBN、LC和DRN，以及包括情绪和认知相关的大脑皮质和边缘区的 ΔFosB 染色，并发现 DRN 的 ΔFosB 与 5-HT 的共表达，说明 VNS 激活了 DRN 的 5-HT 神经元。大鼠脑电生理记录显示，VNS 能迅速提高 5-HT 神经元的放电频率，并且每隔10、15分钟刺激30秒均能显著提高 5-HT 神经元的放电活性。慢性（2周）VNS 治疗能够提高 5-HT 能神经元的放电率，微透析研究表明，慢性而非急性的 VNS 治疗导致 DRN 中的 5-HT 水平升高，但海马中的 5-HT 水平没有升高。VNS 可能通过调节 5-HT 作用于海马 5-HT1B 受体，激活 BDNF 信号通路缓解抑郁行为，在 DRN 注射 5-HT 能神经毒素可以抑制此效应。因此，与 DRN 的 5-HT 神经元有关。

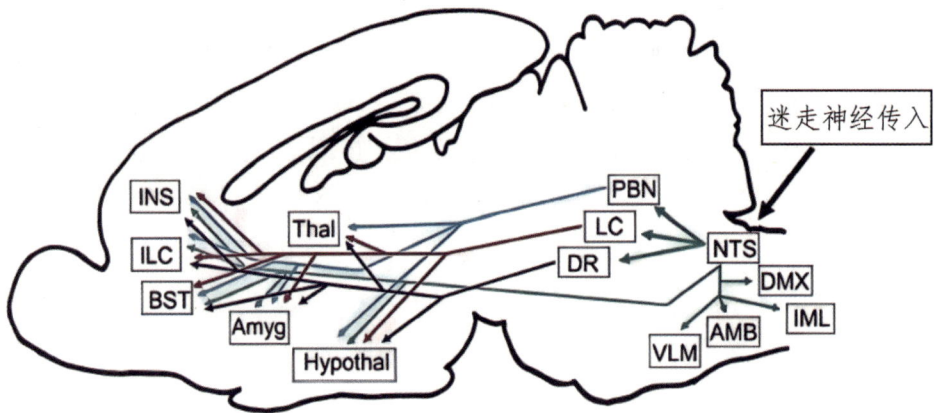

图2-5　大脑边缘和皮层接受迷走神经传入

3. taVNS 可有效治疗疼痛抑郁共病的临床研究

在一项为期8周的前瞻性单盲随机对照试验中，将60名患有抑郁症和疼痛合并症的患者随机分配到 taVNS 联合电针治疗组（taVNS：8周，每周3次；电针：8周，每天2次，无药物）或西酞普兰治疗组（8周，每天40mg）。主要结局指标是 MADRS，次要结局指标是 SF-MPQ、SF-36、PSQI、HAMD 和 HAMA。结果电针组和西酞普兰组的抑郁和疼痛症状均明显减轻，表现为 MARDS 和 SF-MPQ 评分下降。在镇痛效果方面，SF-MPQ 的疼痛强度评分在 6 周时西酞普兰组明显低于 taVNS 联合电针组。结果表明，西酞普兰可以迅速改善疼痛强度，与 taVNS 联合电针治疗相比有显著性差异。同样，第 4、6 和 8 周 PSQI 评分的比较表明，除了使用安眠药物外，两组间没有显著差异。在第 6 周，西酞普兰组的用药剂量高于 taVNS 联合电针组。表明与西酞普兰相比，电针联合 taVNS 对抑郁症和慢性疼痛患者的抑郁和疼痛症状具有相似的积极作用，且持续时间至少为 8 周。

4. taVNS/ 耳穴治疗疼痛抑郁共病的机制研究

迷走神经的传入纤维，除内脏传入支外，还有唯一一支分布在体表的躯体感觉传入纤维 – 迷走神经耳支，分布于耳郭凹面及外耳道的皮肤，即耳甲腔，也是针灸耳穴的内脏代表区（图 2-6）。多项临床研究表明，耳穴疗法可以有效治疗疼痛抑郁共病。耳穴缓解疼痛抑郁的临床报道中，常用选穴如神门、皮质下穴多分布在耳甲区，即为耳迷走神经分布区域。我们团队在前期对耳穴的研究中，采用神经示踪技术观察到迷走神经耳支有投射纤维直接投射到孤束核，电生理结果表明，耳甲区电针可以增加孤束核的放电频率。弗兰戈斯（Frangos）等通过功能磁共振成像技术证实了迷走神经耳支与孤束核的关系。我们前期预实验，采用 C-Fos 观察到 taVNS 可以激活 DRN、丘脑、下丘脑、杏仁核等核团。因此，耳甲区迷走神经分布，并投射到孤束核，可能即为耳甲区治疗各种疾病的解剖学基础。

在 taVNS 中，迷走神经耳支支配内耳屏皮肤、耳甲腔和耳甲艇，被电刺激靶向终止于孤束核，迷走神经信号从孤束核调制包括 NE 能和 5-HT 能核团的参与情绪调节的脑区活动。在大鼠中，使用 C-Fos 免疫化学作为左侧耳甲腔刺激后神经元活动的标志物，在孤束核和 LC 位点显示了双侧 C-Fos 染色。根据耳穴刺激部位和刺激参数的不同，孤束核投射到脑干区域 DRN，为中枢自主神经区域提供 5-HT 能神经支配。

VNS 可以调制 5-HT 神经元的放电活性，而耳穴贴压的方法可以有效升高抑郁患者血清 5-HT 水平，经皮耳甲电刺激的镇痛作用与血浆 5-HT 浓度升高、下丘脑 5-HT1AR 受体的表达上调有关。在针灸治疗疼痛抑郁共病的研究中，方剑乔等也观察到，DRN 的 5-HT 参与了 100Hz 电针对小鼠的镇痛和抗抑郁作用。这说明，经皮耳甲电刺激治疗疼痛抑郁共病的共同生物学基础。

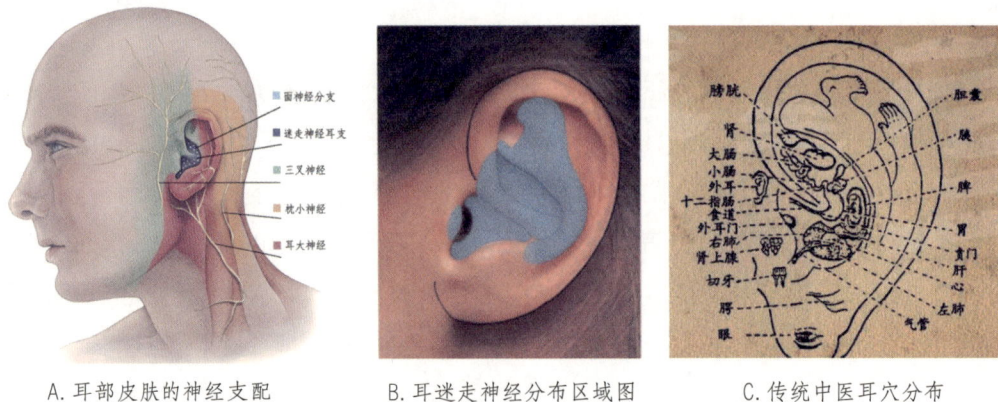

A.耳部皮肤的神经支配　　　　　　B.耳迷走神经分布区域图　　　　　　C.传统中医耳穴分布

图 2-6　外耳的神经支配及耳穴代表区：耳迷走神经支配区耳甲腔与耳穴内脏代表区重合

因此，采用耳甲放置刺激电极，即采用 taVNS 应用于治疗抑郁，采用多中心临床研究观察到，taVNS 可有效降低抑郁评分量表。基础实验室研究也发现 taVNS 对大鼠的抑郁状态可起到调节干预作用，其中耳迷走神经通路发挥的调节作用明确。有学者提出，耳穴针刺治疗疼痛的穴位多数位于迷走神经耳支，因此耳穴的镇痛作用可能是由于刺激迷走神经耳支而起效应的。最新的研究报道，fMRI 和生理皮肤电反应（galvanic skin response，GSR）观察到无创迷走神经刺激减少了对有害热刺激的生理反应。在前期研究中也观察到，taVNS 可有效缓解 Zucker 糖尿病肥胖大鼠的痛觉过敏和机械性后足痛的症状。

因此，已有的研究表明，taVNS 可以有效治疗疼痛和抑郁，可能是通过刺激迷走神经，经中枢孤束核，将信号上行传递到高级脑中枢，但其中枢具体神经通路尚不明确。

三、艾滋病伴抑郁

艾滋病（acquired immunodeficiency syndrome，AIDS）是人体感染人类免疫缺陷病毒（HIV）所导致的一种慢性致死性传染病。仅 2022 年 1 ~ 10 月，全国（不含香港、澳门特别行政区和台湾地区）就累计报告艾滋病 43146 例，死亡 1.5 万例。由于疾病、心理、药物、家庭 / 社会压力等因素的影响，心理健康问题成为阻碍提高 HIV/AIDS 患者生活质量面临的最大挑战，其中抑郁和焦虑障碍最为常见。研究显示，近 20 年我国 HIV/AIDS 患者伴抑郁的患病率为 53.8%，比非 HIV/AIDS 患者发病率高 2 ~ 4 倍，且二者共病将导致 HIV/AIDS 患者常规抗反转录病毒疗法（antiretroviral therapy，ART）依从性下降、社会适应水平降低、自杀率升高，不仅影响患者自身 ART 的进程及疗效，而且给患者及家属带来生理和心理的巨大痛苦，严重影响了我国社会经济发展。现有治疗多以 ART 联合抗抑郁药为主，但长期使用 ART 导致患者 NE 水平异常，药物间相互作用及其引发的诸多不良反应，加重了患者的心理负担，难以得到广泛推广应用。因此，寻求一种安全、有效、无创的治疗艾滋病伴抑郁的新型非药物疗法尤为迫切。

研究发现，抑郁症发病与炎性反应是双向关系，促炎细胞因子增加可促使抑郁行为发生，且抑郁症患者血清中也发现了过度表达的促炎因子，而促炎细胞因子增加可加速 HIV 及其相关神经认知障碍发展。耳郭是人类进化中最后出现的器官，且为哺乳动物特有解剖结构，耳甲区是体表唯一有迷走神经纤维分布的区域，迷走神经是全身走行最长、分布范围最广的第十对脑神经，是副交感神经的重要组成部分。经皮耳迷走神经刺激已在抑郁症、失眠、免疫系统疾病的治疗中取得显著疗效，然而 taVNS 治疗 HIV 伴抑郁的抗炎机制尚不明了。故本文拟从迷走神经 - 抗炎效应入手，对 taVNS 治疗 HIV 伴抑郁的抗炎机制展开探讨，为临床应用推广提供相关依据。

（一）艾滋病伴抑郁与炎症密切相关

AIDS 伴抑郁状态不仅降低了 ART 抗 HIV 的效果，且导致血液中 $CD4^+$ 和 $CD8^+T$ 淋巴细胞减少，病毒载量增加，加剧了 HIV 的严重程度。AIDS 伴发抑郁症状的风险，与外周和中枢神经系统的过度炎症反应相关。AIDS 患者慢性免疫激活是进行性感染的特征，应激性生活事件及 HIV 感染已被证明可引起机体炎症反应，并导致促炎细胞因子增多，且两者是促成 AIDS 伴抑郁发病的关键因素。HIV 感染破坏了肠道黏膜的屏障完整性，并增加了脂多糖等细菌产物向血液易位，与 HIV 阴性个体相比，HIV 阳性患者血浆脂多糖含量显著升高，脂多糖可诱导宿主细胞产生强免疫应答，并刺激单核细胞 / 巨噬细胞活化产生 $TNF-\alpha$、$IL-1\beta$ 和 $IFN-\gamma$ 等促炎细胞因子，外周高水平的 LPS 与激活先天性和适应性免疫应答相关。

HIV 蛋白和 DNA 可引发中枢神经炎症，导致血脑屏障通透性增加，HIV 进入脑内则使小胶质细胞、血管周围星形胶质细胞和少突胶质细胞以及神经元祖细胞活化，并刺激细胞因子的产生与释放。一项临床队列研究表明，与非 HIV 感染者相比，HIV 感染患者在接受 ART 后，血液中 HIV 病毒载量下降，而检测血浆、脑脊液和脑 MR 波谱中的生物标志物发现，HIV 感染者更容易出现抑郁症状，且血浆中 $TNF-\alpha$、脑脊液中 $MIP1-\alpha$ 和 IL-6 是 HIV 伴抑郁的重要炎性标志物，此研究表明，中枢和外周炎性标志物可介导 HIV 伴抑郁症状，且 AIDS 患者抑郁症状的患病率和严重程度明显高于非 AIDS 感染者。

神经－内分泌－免疫调节功能紊乱是 AIDS 伴抑郁的主要病理基础。研究表明，长期慢性应激机制激活病理性促炎状态，扰动中枢神经系统功能，导致副交感神经张力减弱，表现为"疾病或抑郁行为"，如疼痛、精神运动障碍、抑郁、情绪和认知改变、快感缺乏、疲劳、冷漠、认知障碍、睡眠失调、食欲障碍和社交退缩。正常情况下，这种行为是保护性的，并随着炎症反应和细胞因子的正常化而退化，细胞因子的再平衡可发挥和促进其神经发生、神经可塑性和维持认知功能的作用。然而，在 HIV 侵袭的情况下，这种"疾病或抑郁行为"会持续到病理性炎症状态。

（二）迷走神经介导艾滋病伴抑郁的外周－中枢炎症机制

HIV 伴抑郁症患者因神经内分泌和免疫系统失调，通过持续激活 HPA 轴和交感神经系统使机体功能失衡。自身免疫性疾病患者伴有抑郁症的患病率增加 2.35 倍，压力可导致促炎细胞因子释放过量，出现以小胶质细胞过度活化为特征的中枢神经炎症。在中枢，HIV 感染可激活直接进入中枢神经系统的 T 细胞和单核细胞，诱导中枢小胶质细胞和星形胶质细胞活化，产生促炎细胞因子，导致谷氨酸释放增加和谷氨酸摄取减少，从而破坏钙离子通道并使中枢出现炎症状态。蓝斑 -NE 向下丘脑和脑干的神经投射被激活，而杏仁核和下丘脑－垂体－肾上腺轴激活糖皮质激素（皮质醇）释放增加，交感神经系统激活后，将儿茶酚胺（NE 和肾上腺素）释放入外周血。

髓质协调该反应并刺激迷走神经传出纤维投射到中颈星状神经节（stellate middle cervical ganglion，SMCG），并在腹腔神经节内的细胞体上形成突触，进而激活脾脏中的先天免疫反应。在疾病早期，HIV 感染的巨噬细胞和（或）其病毒蛋白侵入 SMCG，诱导细胞因子风暴，支持早期病毒复制、神经毒性病毒蛋白的产生 / 分泌，局部巨噬细胞和浸润巨噬细胞分泌炎性趋化因子、细胞因子和氧化自由基形成的慢性炎症微环境浸润到 SMCG，加速了脾脏交感神经功能损伤的进程。外周胆碱能抗炎通路（CAIP）是基于迷走神经、乙酰胆碱（ACh）和巨噬细胞上的 α7-nAChR 提出的一种神经－免疫调节机制。脾脏交感神经支配丧失与 HIV 感染中迷走神经介导的 CAIP 有关。机体受到炎症刺激可激活外周 CAIP，炎症信号沿迷走神经传入纤维投射到海马等与情绪密切相关的核团，之后下行经迷走神经传出纤维促进靶器官释放 ACh，ACh 与巨噬细胞及其免疫细胞上的 α7nAChR 结合，进而抑制促炎因子释放。来自交感 SMCG 神经元的轴突通过脾神经支配脾脏，在脾神经中，轴突与从肠道迁移到脾脏的胆碱乙酰转移酶（ChAT）阳性 Th 细胞形成神经效应连接。NE 从交感神经末梢释放，并且与表达在肠道来源的 ChAT+ 阳性 Th 细胞表面的 β_2- 肾上腺素能受体结合，刺激肠内迁移的 Th 细胞分泌 ACh，与巨噬细胞表面表达的 α7nAChR 结合抑制 TNF-α 分泌。α7nAChR 是介导迷走神经 - 炎症反射的关键受体，迷走神经刺激可激活脾脏巨噬细胞上的 α7nAChR，从而缓解 HIV 伴抑郁状态。此外，HIV 和（或）其病毒蛋白在多个位点干扰并控制炎症的发生，可直接破坏胆碱能抗炎通路。

（三）taVNS 抗炎以治疗艾滋病伴抑郁的应用前景

慢性应激可导致脑内先天免疫系统激活，过度释放的炎性因子如 IL-1β、IL-6 等可导致动物出现抑郁样行为。在稳态条件下，激活的免疫细胞及合成的炎性蛋白在大脑应对躯体或心理应激时出现的适应性反应中，具有重要作用。既往大量研究已表明，心理应激能够导致机体免疫失调，并通过反复激活相关神经环路而增强中枢神经炎症信号，从而促使抑郁症的发生。因此，HIV 相关抑郁症状的重叠临床表现及其与迷走神经功能的关系将成为治疗干预的潜在目标。

耳甲区是哺乳动物体表唯一有迷走神经分布的区域，且与中医耳穴内脏代表区恰好重合，在中医耳穴理论和解剖学结构相结合的基础上，taVNS 疗法应运而生。taVNS 激活迷走神经耳支，将神经冲动传递到孤束核并投射到臂旁核等核团，再向上传递到海马、杏仁核及下丘脑等与情绪相关的脑区，从而产生抗抑郁效果。临床研究表明，连续 4 周 taVNS 可降低抑郁症患者的 17-HAMD 评分，且 taVNS 组患者的抑郁症状缓解率及 17-HAMD 评分均明显优于经皮电刺激外耳郭中点的对照组。此外，taVNS 也可明显改善耐药性抑郁症患者的情绪状态及量表评分，荟萃分析也肯定了 taVNS 治疗抑郁症的临床有效性。

AIDS 伴抑郁与中枢和外周免疫炎性反应相关，肠屏障损伤可引起微生物源性炎性因子渗漏，致使血液循环中炎性因子增加，且炎性刺激会破坏血脑屏障的通透性，导致炎性向大脑扩散，进而加重临床症状。taVNS 可激活中枢和外周胆碱能信号，产生抗炎和抗抑郁作用。taVNS 激活 CAIP 改善抑郁合并慢性躯体疼痛模型大鼠的抑郁样行为，降低血清、海马、下丘脑等脑区的 TNF-α 含量。研究表明，taVNS 促进 ChAT 在海马中的表达并保护海马胆碱能神经元相关，减少胆碱能神经元损伤和星形胶质细胞异常活化。taVNS 可逆转 α7nAChR 敲低所激活的 NF-κB 通路，降低中枢 IL-1β、IL-6，并增加 IL-4 和 IL-10 的表达，弱化机体响应的炎性反应，从而改善大鼠抑郁样行为。α7nAChR 是介导迷走神经产生外周抗炎作用的关键受体，脾脏是外周重要的免疫应答器官，迷走神经激活外周胆碱能抗炎效应且和脾脏中 α7nAChR 阳性细胞相关。胆碱能系统参与 taVNS 外周抗炎效应，而其抗炎效应可被 α7nAChR 拮抗剂消除。

基础实验表明，taVNS 可激活脾脏 α7nAChR 介导的 JAK2/STAT3 通路，继而减少外周 IL-1β、TNF-α 促炎细胞因子释放，改善脂多糖诱导的抑郁模型大鼠的抑郁样行为。内侧隔核是胆碱能神经元的主要分布部位，下游输出核团主要为海马，内侧隔核投射到海马的胆碱能信号参与啮齿类动物调节抑郁样行为。taVNS 可上调抑郁模型大鼠海马 α7nAChR 表达，降低 NF-κB p65 及其磷酸化，继而减少 IL-1β 等促炎细胞因子释放，而对 α7nAChR(-/-) 基因敲除模式大鼠上述指标并无明显影响，表明 taVNS 通过 α7nAChR/NF-κB 通路发挥中枢胆碱能抗炎以抗抑郁的效应。最新一项研究表明，taVNS 可抑制抑郁模型大鼠的下丘脑小胶质细胞活化并减少促炎因子释放，改善大鼠的抑郁行为，而此效应在 α7nAChR(-/-) 基因敲除大鼠中减弱。

由上可知，taVNS 介导外周和中枢的胆碱能抗炎抗抑郁效应，我们推断 taVNS 治疗 AIDS 伴抑郁的可能机制是通过激活迷走神经－胆碱能抗炎通路，调节炎性细胞因子产生，缓解神经炎性反应，进而改善 HIV 患者的抑郁情绪。

（四）小结

AIDS 和抑郁症均是全球重大公共卫生问题，而抑郁是影响我国 HIV/AIDS 患者身体健康的重要原因之一。目前中医药防治艾滋病伴抑郁的研究主要集中在症状体征、生存质量等宏观领域，对于改善艾滋病伴抑郁的机制等微观领域研究很少，尤其是对迷走神经与免疫、抑郁等机制几乎没有涉及，这一机制也是目前研究艾滋病伴抑郁颇有前景的方向之一。taVNS 作为一种有效治疗抑郁症的经耳迷走神经、无创电刺激方法，是一种双向性、多靶点的技术创新，对于 AIDS 伴抑郁患者尤为适宜。本研究以中枢和外周炎症为切入点，阐述了 taVNS 经外周胆碱能抗炎通路或中枢胆碱能抗炎信号减少抑郁症的炎性反应，并探讨了 taVNS 干预迷走神经背侧运动核的副交感神经，进一步支配肠系膜上－腹腔神经节的交感神经元抑制免疫系统细胞释放 TNF-α 等细胞因子，有利于 AIDS 伴抑郁患者的治疗，为优化 taVNS 临床应用、拓宽其临床适用的疾病谱提供相关理论参考。

第四节　经皮耳穴迷走神经刺激术在特殊场景的应用

一、航天领域的应用

航天环境中的失重、辐射、振动以及时间节律因素，可引起人体一系列生理与心理的改变。航天员初入太空，可能会出现程度不同的航天运动病，表现为头晕、恶心、呕吐、面色苍白、出冷汗等症状。随着飞行时间的增加，由于失去重力的作用，血液重新分布，头向血流增加，心血管系统功能发生紊乱。另外，空间飞行可能影响人的情绪，使人体防御功能、组织修复、机体代偿及免疫功能等下降，即出现"抑制症候群"。而免疫功能、修复功能及代偿功能的下降，又可能影响中枢神经系统和造血系统功能。有学者对飞行过程中实际出现的医学问题进行统计汇总，发现随着飞行时间的延长，出现医学问题的概率也在不断增加。

（一）耳穴刺激改善航天员失眠症状

1961 年 4 月 12 日，苏联宇航员尤里·加加林（Gagarin）乘坐东方一号飞船完成人类首次太空飞行，历时 108 分钟，标志着载人航天时代的开启。1968 年，美国阿波罗计划开始载人任务，阿波罗 7 号（1968 年 10 月，11 天任务）的宇航员首次报告睡眠障碍，主要原因包括噪声、狭小的空间和紧张的工作节奏。1970 年，贝里（Berry）等学者对阿波罗 7 ~ 11 号任务的研究进一步证实，太空环境可能干扰生理性睡眠节律，导致睡眠质量下降。后续研究扩展至航天飞机时代。例如，一项针对 9 次航天飞机任务（飞行时间 4 ~ 9 天）的 58 名宇航员调查显示，宇航员在太空的平均每日睡眠时间约为 6 小时，显著少于地面对照睡眠时间（约 7.9 小时），表明微重力、光照节律紊乱及任务压力均可能对睡眠造成持续性干扰。

长期的载人航天研究数据表明，多数载人航天任务均为近地轨道飞行，地球 1 昼夜的时间，飞船绕地飞行 16 圈，经历 16 个"昼夜"，光 / 暗周期约为 90 分钟，即飞船每 90 分钟经历一个昼夜环境变化。自然的 24 小时光 / 暗周期被改变，航天员会面临生物钟与睡眠 - 觉醒周期不同步，其活动节律周期与 24 小时偏离，出现睡眠障碍。中医学认为"天人相应"。昼夜阴阳消长节律直接影响着人体经脉运行规律、脏腑盛衰节律的变化。而卫气与睡眠 - 觉醒周期异常密切相关。由于航天飞行经历昼夜节律变化，对人体经脉运行节律和脏腑盛衰节律的改变，造成阴阳不调，营卫失和，常导致睡眠障碍。

复杂的空间环境使航天员的睡眠受到严重影响，由于节律的缩短，特别是光线的变化，会对人体产生直接影响。一方面，光刺激活性维生素 D 的前体并破坏光吸收化合物的循环；另一方面，光还会通过眼睛和大脑间接地作用于神经内分泌功能、生物节律、松果体的分泌。微重力等空间因素也会影响激素分泌和代谢水平。有研究表明，微重力和节律紊乱可导致补体激活通路中 C_3 蛋白水平降低，生物钟调控基因的表达发生明显的改变。此外，微重力会导致尿 Ca^{2+} 和 K^+ 峰值的改变，褪黑素的相位延迟。研究发现，在卧床模拟环境中，可的松水平在模拟卧床后期和结束后显著升高，褪黑素水平在卧床接近 45 天的夜间也显著升高。在失重状态下，体液移位等生理变化，导致航天员睡眠潜伏期大幅延长，觉醒次数增加。在空间环境中，由隔离引起的航天应激综合征会导致航天员出现睡眠障碍。空间复合环境导致航天员节律紊乱与睡眠障碍，进而影响人骨肌系统、神经系统、心血管系统和内分泌系统等的正常功能，降低人的警觉度、认知能力和作业能力。慢性睡眠缺失，导致白天的工作绩效下降，对工作效率和绩效产生破坏性影响。在长期飞行任务中，睡眠质量会发生变化，而操作限制可引起明显的睡眠缺失。乘组需要对睡眠加以监控，以便当睡眠缺失即将引起操作失误及社会心理问题时，自己有所察觉。

在太空中使用兴奋性药物存在局限性，其会影响航天任务的开展。甚至会引起失眠，加剧疲劳。据报道，空间站内未对精神性药物加以控制导致了药物的滥用。另外，药物干预太迟或者药量不足，均存在一定风险。Ambien 是一种短时间内见效、副作用又小的药物。Diphenhydramine、抗组胺剂也有镇静作用，可用来助眠。然而，持续使用助眠药物会引起不良后果。如果长期服用苯二氮䓬类药物（如安定），其代谢物将在体内积累，进而导致操作绩效下降。而且，乘员有可能对这种药物产生依赖。市面上的药物被看作是暂时的解决办法。

耳穴疗法用于治疗失眠疗效明确，2019 年美国国防部制定的慢性失眠临床实践指南中推荐了耳穴疗法，关于耳穴治疗失眠的系统评价和 Meta 分析指出，耳穴治疗可以提高睡眠的临床有效率、睡眠效率，改善睡眠质量，且较西药组有显著优势。对 35 例失眠患者的前瞻性临床试验表明，经过 4 周经皮耳穴电刺激治疗，与治疗前相比，失眠患者 PSQI 评分，以及 HAMA、HAMD 评分显著降低。经皮耳穴电刺激治疗失眠症多中心随机对照研究显示，经过 4 周经皮耳穴电刺激治疗，可显著降低失眠患者的匹兹堡睡眠指数量表的睡眠质量、入睡时间、睡眠时间、睡眠效率、睡眠障碍、催眠药物、日间功能障碍评分，改善日间疲劳，显著改善患者的抑郁、焦虑情绪，提高其生活质量，能改善失眠患者客观睡眠参数，缩小与健康人群的差距。临床探索性研究表明，经皮耳穴电刺激可能通过增加非快眼动睡眠（non-rapid eye movement，NREM）3 期的 δ 频段功率谱，降低皮层的过度觉醒，进而提高失眠伴抑郁患者的睡眠效率并延长 NREM 3 期，缩短入睡潜伏期。

前期研究发现，脑内存在迷走神经耳支向孤束核的投射纤维，孤束核投射到下丘脑、丘脑、杏仁核、海马等重要的脑区，睡眠相关的中枢和脑区也与这些区域密切相关，因此经皮耳穴电刺激可能是经迷走神经介导进而调节睡眠结构，改善失眠症状。罗伯逊（Robertson）等认为，当航天员暴露于微重力时，神经前庭系统功能紊乱，迷走神经活动减退，交感神经活动减少。迷走神经 - 孤束核是机体传递和处理内脏感觉信息的关键枢纽，耳穴刺激可经迷走神经激活孤束核神经元放电，上行投射至中枢核团，同时激活副交感神经系统，调节自主神经功能。除了在三叉神经脊束核外，在孤束核和迷走神经运动背核以及其他核团也发现了标记神经元或神经纤维，提示耳甲区迷走神经分支与迷走初级中枢有神经联系，经皮耳穴刺激治疗效应很可能是通过耳 - 迷走反射途径实现的。

动物实验证实，经皮耳穴电刺激可直接兴奋迷走神经，引起褪黑素分泌增加并激发失眠大鼠大脑神经元的同步振荡，使脑电功率谱分布特征发生了变化从而缓解失眠症状。经皮耳穴电刺激可显著提高失眠模型大鼠脑电信号中 δ 频段的功率谱，降低 β 频段的功率谱，并能显著降低 θ 频段第一至第四天的功率谱，表明耳甲电针很可能激发了大脑神经元的同步振荡，使 EEG 信号中低频 δ 波和高频 β 波功率谱分布特征发生变化，从而抑制失眠大鼠大脑皮质的兴奋状态。

神经影像学机制研究表明，经皮耳穴电刺激可通过调制孤束核 - 边缘叶脑网络而发挥治疗作用。即刻经皮耳穴电刺激可降低睡眠障碍患者 PCC 与楔前叶、左侧角回、左侧额上回、左侧额中回、右侧颞下回、右侧颞中回、左侧内侧眶额皮层的功能连接（functional connectivity，FC），增强 PCC 与右侧舌回、右侧距状裂周围皮层的 FC，即经皮耳穴电刺激可即刻调节默认网络的 FC。同时，经皮耳穴电刺激治疗 4 周后可降低睡眠障碍患者左侧 PCC 与左侧额中回的 FC，并降低右侧 PCC 与右内侧前额叶、左侧额中回的 FC。另一项基于 FC 的研究发现，经皮耳穴电刺激可能通过调节默认模式网络（DMN）内楔前叶的自发神经活动、DMN 内的功能连接以及 DMN 与视觉网络、认知控制网络及突显网络等之间的 FC，从而降低睡眠障碍患者的大脑皮质兴奋性。

（二）耳穴刺激对航天员焦虑、抑郁状态的影响

航天飞行环境和任务会对航天员的心理产生影响。例如，由于超重、失重、噪

声、振动、狭小环境、社会隔离、感觉信息输入过多或过少、社交活动减少或受限、工作单调乏味、必须或被迫执行工作程序、责任重和风险大等各种航天因素的复合作用，航天员出现视知觉改变、失重定向错觉、时间知觉改变（时间压缩）、空间姿势位置觉改变、超常体验、情绪变化等各种症状。这些变化会给航天员的生活、工作造成一定的困难，甚至产生严重的影响。微重力作为航天环境中的主要因素，会引起前庭功能等方面的改变，这种变化会引起与之相关的认知功能的改变。太空环境造成的节律变化，特别是光线的变化，会导致出现明显的情绪异常，类似"季节性情感障碍"。这些心理现象发生的规律、机制以及相应的防护措施是航天医学领域研究的热点内容之一。载人航天的实践证明，尽管短期航天飞行中航天员没有发生严重的心理疾病，但既往文献提示，各种形式的心理适应不良乃至神经衰弱、神经症、人际关系紧张等现象时有发生。因此，长期载人航天中的心理健康和疾病问题不容忽视。鉴于航天特殊环境中的心理社会因素、心理生物因素、心理生态因素对航天员健康和疾病的影响，预防和减少心理疾病，促进和保证航天员的身心健康，提高航天员的工作效率，确保航天任务的完成是航天心理学的任务之一。

在中长期飞行任务时，航天员处于持续的微重力暴露、高负荷作业、单调寂寞的狭小活动空间等复合环境中，航天员身心受到极大挑战，极易引起神经精神系统、循环系统及免疫系统等系统的生理应激反应，导致焦虑、抑郁等精神行为的改变，甚至引起认知功能下降。急性应激可即刻影响情绪并升高炎症因子水平。在一项研究中，研究者使用人为压力产生的应激刺激健康人，同时测量受试者的执行控制功能和外周血炎症因子水平变化，发现急性应激产生的 IL-6 的升高与其负性情绪症状增多程度及认知功能损害程度相关。这项研究提示，应激导致的执行控制能力损害是由炎症因子介导的，长期的免疫异常可增加患抑郁症的风险。另一项随机对照研究将健康人群分为强制久坐和正常活动组，发现久坐 2 周可导致负面情绪，同时可引起 IL-6 反应性升高，且 IL-6 的升高程度与久坐时间相关。模拟微重力环境可能造成成年志愿者脑灌注增加，右侧海马区的脑灰质密度增多，这可能与海马区的神经发生有关。模拟微重力可以使海马神经元的形态发生改变，这一结果提示微重力会影响志愿者的高级认知功能，卧床后志愿者的价值计算能力会有所下降。此外，模拟微重力状态，也抑制大鼠海马学习相关蛋白通路的活化，介导认知障碍的调节因子，损伤大鼠空间记忆能力和位置记忆能力。另外，研究提示模拟微重力可改变静息态脑功能连接，与自主神经功能相关的左侧前脑岛和中扣带脑功能网络也受到影响。

抗抑郁药需连续几周服用才会见效，提示在长时间内需要与执行航天任务存在困难的同伴一起生活。要想找到使用药物的恰当时机，就要求乘员与地面飞行医生密切沟通。因此，有待开发出在航天环境里更为有效、安全的非药物疗法。

多项临床研究结果显示，taVNS 可显著降低抑郁症患者 24 项汉密尔顿抑郁量表、自评抑郁量表、自评焦虑量表及贝克抑郁量表的评分，可产生与植入式 VNS 相似的临床疗效，且该抗抑郁疗效可维持至刺激结束后的 3 个月，患者无复发症状，是治疗抑郁症的安全、有效的方法。对患者进行治疗前后 fMRI 检测发现，taVNS 对抑郁症状的改善与孤束核－边缘叶－脑默认网络功能连接密切相关，taVNS 与抑郁症相关的皮层－边缘丘脑－纹状体神经回路有直接和间接的联系，增加了左侧吻侧前扣带皮层和双侧楔前叶、双侧岛叶等一系列区域的功能连接性，降低 γ- 氨基丁酸和谷氨酸的神经递质浓度，并调制中度至重度抑郁患者默认模式网络的功能连接。连续的 taVNS 调节孤束核的活动，核团将信息投射到更高级的大脑结构，显著调节内侧下丘脑和吻侧前扣带皮层的功能连接强度，且 FC 强度与 taVNS 治疗效果显著相关，下丘脑与 rACC 的连接强度可以作为 taVNS 治疗效果的评价指标。此外，taVNS 可显著提高健康志愿者、原发性失眠患者的心率变异性，患者夜间心率变异性（高频、低频、低频 / 高频比值）均较治疗前升高，调节患者自主神经功能，改善交感神经过度兴奋，并通过直接或间接的途径调节孤束核与大脑结构，包括杏仁核、下丘脑、脑岛、丘脑、眶额叶皮层和其他负责情绪和焦虑调节的边缘区域的网状结构直接的功能连接，进而发挥改善焦虑、抑郁状态等作用。

航天员在轨驻留生活出现的睡眠减少、失眠现象和生物钟节律失调，对航天员警戒水平、认知功能产生影响，降低作业绩效。在我国未来空间站与载人登月任务阶段，航天员在外太空的驻留时间不断延长，人体生物节律与睡眠稳态的监测、引导与有效维持，将直接关系到航天员的健康与高效工作。因此，基于航天特因环境寻求安全有效的失眠防治方法，研发简便可行的航天治疗设备具有重要意义。

（三）小结

我国航天医学研究起步于 20 世纪 60 年代，经历了近 40 年的准备、预研，自 2005 年航天英雄杨利伟圆满完成首次飞行后，伴随多次载人航天飞行实践，形成了以航天员健康监测保障、失重生理效应防护应用、在轨心理支持和营养食品保障为主要内容的航天员健康保障体系。中国传统医学应用到载人航天实践中是我国航天医学发展的独特优势，将针灸与中药结合应用于航天医学，进行全方位、多角度的调节，激发航天员潜能，在飞行前、中、后期不同时相调节机体稳态，保障航天员身体健康，提高工作效率，进一步完善中国特色的航天医学体系。将中国传统医学理论方法与航天医学需求相结合，发展特色失重防护技术，将会成为中国航天医学对载人航天的独特贡献。

二、航海领域中的应用

航海医学是研究航海及港口、岛屿等特殊环境条件对人体功能的影响及防治规律，与航海过程有联系的相关疾病的防治及有关医学卫生问题的综合性学科。远航环境对人体影响的复杂性在于短时间内各种环境的巨大改变，海上气候多变，自然环境恶劣，航行期间风急浪高，不同海域人文环境、气象环境复杂；舰船以海洋为载体，海洋的流体特性导致船的不稳定性，使人体能够明显感觉到多维度、多轴运动，致使远航人员身心长期处于应激状态，易出现紧张、焦虑、恐惧，成为各种身心疾病的诱因。远航是我国海军一项常态化军事作业，远航军事环境中，如何加强卫勤保障，保护远航人员身心健康，降低发病率，提高战斗力是海军卫勤保障中需要重视和解决的重要课题。

（一）耳穴疗法改善航海晕动病

航海运动病主要指晕动病，简称晕船，是因船舶不规则地颠簸、摇晃、振动，乘员内耳前庭平衡器官过度受刺激与不适应，引起定向功能和平衡功能失调的正常保护性应激生理反应。两千多年前，希腊医生希波克拉底曾经写道，"海上航行反应会使人身体失衡"，常出现眩晕、恶心、呕吐等以胃肠功能失调为主的症状，以及皮肤苍白、出冷汗等一系列自主神经功能紊乱的表现和体征，令人难以忍受，甚至影响航海作业。晕动病的严重程度与个体自身的敏感性及受到的运动刺激强度有关，一般不会威胁患者生命，但会带来诸多痛苦，在运动刺激停止后仍遗留头晕、恶心、嗜睡等，反复刺激也可导致焦虑抑郁、认知功能下降等精神心理障碍。症状一般在颠簸运动状态下发生，船舶作业人员、游客等人群均可出现。在军事活动中，航海晕动病的发生会严重影响舰船员的判断力及操作准确性，甚至引起非战斗性减员。

晕动病的发病机制尚未完全阐明，目前最为广泛接受的是感觉冲突学说，即当真实或虚拟环境里的视觉、本体觉、位置觉等实际输入信息与既往经验条件下形成的预期"内部模型"的感觉信息整合模式不匹配时，晕动病就会发生，此时被激活的感觉冲突神经元可能通过前庭－自主通路导致自主神经功能障碍，从而引起一系列自主神经反应。中医学认为，此病多由情志不畅，饮食饥饱失常，或禀赋气机不调，加之乘坐舟车运动，导致机体肺、脾、肾、三焦等脏腑气化功能失调，水湿不化，气机逆乱，痰浊上犯，清阳不升，浊阴不降，发为眩晕、胸闷、呕吐等。

晕动病的治疗主要包括药物治疗、习服训练、行为干预、饮食疗法以及物理疗法等，目前药物治疗是晕动病防治的主要方法，主要包括抗胆碱能药物、抗组胺类药物、拟交感神经药、钙通道阻滞剂等，这些药物却易引起嗜睡、口干、视物模糊、记忆力下降等不良反应，此外晕动病伴随的恶心呕吐、消化道功能障碍等问题显著影响药物的吸收代谢过程，治疗效果往往欠佳。晕动病脱敏治疗作为目前最全面、高效的习服训练项目，大多应用于军队训练中，但往往需持续数周时间。

中医针灸在治疗晕动病方面有多年的实践，国内外大量临床随机对照试验证实，电针灸、经皮穴位电刺激对胃肠动力紊乱及恶心、呕吐等症状有确切疗效。Inprasit等发现电针灸可以通过降低小鼠脑干瞬态电压感受器阳离子数量，从而发挥抗晕动病的作用。但针灸操作的复杂性、有创性等特点限制了其在航海领域的广泛应用。耳穴疗法作为中国针灸的重要组成部分，其在治疗晕动病的疗效已得到循证医学证据的支持，有临床试验报道，通过按压刺激内耳、内分泌、交感、神门、脑、心、颈椎等耳穴，能够疏通经络，行气活血，补益精血，镇静安神，平晕止眩。运用耳穴贴压方法，选取耳穴神门、胃、枕3处贴压，可有效预防和治疗晕动病。此外，研究发现，通过对受试者进行血压、脉搏、呼吸监测显示，晕船时以脉搏、呼吸频率监测数据变化最为明显，血压变化不大。耳穴贴压配合指压法对人体脉搏具有较好的调节作用。耳穴疗法操作简便易行、安全可靠，在海上航行这类特殊场合应用可行性更强，用于改善航海晕动病具有较大潜力。

（二）taVNS 改善航海人员心理健康

远航中面临的应激源复杂多样，远航人员工作环境特殊，艇舱结构密集，设备种类繁多；舱室空间狭小，环境密闭；海上气象复杂多变，温湿度高，风浪大；远航时环境孤独，生活单调，工作紧张，人际交流少。影响舰艇人员的心理状态、生理功能及健康状况，在远航后期，舰员患身心疾病的概率增加。以青壮年为主的海勤人员航行中的焦虑和抑郁情绪明显比航行前严重。美军研究发现，长期远洋航行的舰员出现心理障碍或患心理疾病的可能性比普通人群更大。此外，舰员心理健康状况随着远航时间的延长有变差的趋势，且心理健康状况与消极应对方式密切相关。此外，其他一些因素也可能会影响舰员的心理健康。研究发现，在航行中不晕船的舰员身心健康状况要优于晕船的舰员。

艰难的航海环境如潜艇，其空间密闭，自然光线缺失，加之持续的噪声、空气污染均会导致艇员累积性疲劳，加重艇员躯体化症状。中医认为，远航人员长期暴露于各种因素之下，易产生"厌"，因"厌"生"倦"，从而出现心理疲劳的各种症状，例如疲倦感、疏远、易怒、热情丧失、焦虑等。该状态若超出人体本身的正常生理活动范围，会使人体气机紊乱、脏腑阴阳气血失调，最终导致疾病的发生。

远航作业会导致船员机体的体液免疫功能失调以及防御、自稳功能下降，严重影响海军指战员与航海作业人员的身心健康和战斗力。心理应激反应强度与心理健康水平互为因果，即过强的应激反应会降低心理健康水平，而心理健康水平的下降又会促进不良心理生理反应的增强，进而形成恶性循环。布斯（Buuse）等发现，持续身处旷场实验箱中的老鼠其血压和心率都明显升高。费尔德曼（Feldman）的研究表明，心理疲劳与血细胞相关活性有关，并认为焦躁等负面情绪的心理过程是产生心血管疾病的部分因素。研究发现，远航4个月后舰员的心理健康水平明显降低。远航4个月后SCL-90阳性项目显著增多，其中以强迫、人际关系、抑郁、躯体化4项因子尤为突出。心理问题是引发疾病和事故的潜在隐患，因此，保障船员的心理健康是航海医学研究的重要范畴。

中医药在心理疲劳等身心疾病方面有着独特的认识和丰富的临床实践经验。中医针灸疗法在改善心理健康问题的疗效已得到大量循证医学证据的支持。研究表明，针刺可反射性地引起中枢神经向应激状态转变，对长时间航海造成的心理疲劳可能有改善作用。自2011年始，先后在东海舰队、南海舰队及北海舰队等海军基地调研8次，为海军官兵做健康培训6次近1200人，健康调查329例，直接诊疗200多人次，其中有51例实行耳豆敷贴治疗，形成了转化医学新模式。另外，有研究通过成功构建心理疲劳大鼠模型，并应用耳针疗法对大鼠进行干预，初步确认了耳穴疗法调节 Glu/GABAR 平衡系统的作用机制。

（三）taVNS 改善航海人员睡眠障碍

睡眠是机体不可或缺的重要生理现象。睡眠剥夺作为一种慢性持续应激源，可引起一系列心理、生理改变，进而影响机体机能及工作效能。在长时间航行过程中，海上航行人员所处的特殊环境极易对睡眠造成不利影响，出现睡眠障碍。远航睡眠环境条件的改变，如噪声、振动、摇晃等；航行中频繁更次替换，生物节律被打乱；肩负任务所造成的紧张、焦虑等。特别是在海上航行4个月后，远航人员的睡眠质量更差。远航部队因其处于特殊生活环境、经历高强度训练及各类军事应急作业，容易产生巨大的心理压力，其睡眠障碍发生率普遍较高。调查研究发现，执行远航任务的医护官兵失眠发生率远高于随船船员。另外，在潜艇密闭且狭窄的环境里，艇员容易出现夜间睡眠严重不足、日间疲倦和嗜睡的情况。睡眠与应激反应、精神心理、躯体疾病相互影响，治疗失眠、改善睡眠质量是当前航海人员健康防护的重要内容。

睡眠不足会导致工作效率低下，出现海上事故或海上部队战斗状态不佳致战斗力下降等情况。睡眠障碍会导致负性情绪激增，负性情绪也会加剧睡眠障碍恶化，负性情绪与睡眠障碍互为因果。此外，睡眠不足或睡眠质量下降会降低身体免疫力，引起头痛、自主神经功能紊乱，导致人的执行功能障碍、记忆力下降、注意力下降，影响航海任务完成质量。有研究聚焦于远航任务后艇员的认知能力，结果表明60天远航任务后，艇员睡眠习惯改变且睡眠质量显著下降，视觉简单反应时间延长，联想记忆能力下降。对随船医护人员来说，睡眠情况好坏将直接影响其能否在船上顺利提供医疗保障服务。因此，对于远航人员的睡眠问题要给予足够的重视，并进行积极干预。

中医认为"阴阳失交"是失眠的主要病机，《灵枢·口问》记载的"阳气尽，阴气盛，则目瞑；阴气尽，而阳气盛，则寤矣"，这与海上人员"昼夜节律调节紊乱"的情况相吻合。研究团队对1216例不同海上职业人群失眠患者的流行病调查，发现62.42%的海上失眠患者中医发病机制与肝、脾相关，环境变化、昼夜规律调节失常、认知紊乱、情志不调可导致海上航行人员情志不畅，肝气郁结，肝郁乘脾，脾气运化失职，最终导致脏腑失和，阴阳失调，形成海上人员"失眠——肝脾不调——失眠"的恶性循环。

药物疗法是临床首选的治疗失眠的方法。西药治疗主要包括褪黑素受体激动剂、苯二氮䓬类受体激动剂、食欲素受体拮抗剂和具有催眠效应的抗焦虑药物等。作为应激性失眠最常用的治疗方法之一，西药治疗临床起效快，但长期使用可能会产生耐药性、成瘾性等情况。非药物治疗失眠具有疗效显著、安全性高、不良反应少等优势。主要包括认知行为疗法、音乐疗法、传统中医针灸及推拿等，但这些方法在航海领域的应用中存在不同程度的局限性。

耳穴疗法改善失眠疗效确切，是《针灸指南》推荐的失眠治疗方法。耳与全身经络脏腑密切相关，经络脏腑功能失调，机体患病，则耳郭相应穴区产生相当敏感的麻痛点，当机体中某些内脏或躯体局部发生病变时，疾病发出的病理性神经冲动与耳穴相应的神经元之间，发生聚合反应，从而增强神经元的兴奋性，这种兴奋性又可通过相应的神经元或经络传递到耳郭相应的耳穴，使该处发生电阻抗降低、导电量增高的电学变化，形成耳穴敏感点。研究对海上航行人员进行耳穴电阻值的测量，发现口穴、皮质下、额穴、神门、神衰区等与睡眠相关耳穴的电阻值均显著小于标准值，即探测这些穴位时，呈明显阳性反应。提示航行后海军人员在一定程度上患有睡眠障碍。运用耳穴压豆改善失眠症状，具有操作便捷、安全性高、经济实惠以及患者依从性高的优点，可改善海上工作人员的失眠症状。耳穴贴压法可显著改善原发性失眠患者的失眠症状和日间功能障碍，提高其睡眠和生活质量。

taVNS 是将耳针疗法和迷走神经刺激术相结合形成的创新中医耳穴疗法，通过刺激位于耳迷走神经分布区的耳穴心、肾，可有效治疗睡眠障碍，改善睡眠质量。此外，耳穴刺激疗法对睡眠剥夺导致的认知能力下降也具有改善作用。航海作业需要长时间的高认知能力，而睡眠剥夺引起的损伤会影响认知能力的各个方面，包括工作记忆、注意力和处理速度等。既往研究表明，迷走神经刺激可以调节认知能力、注意力和唤醒水平。有研究评估了 taVNS 缓解睡眠剥夺有害影响的效果，结果表明，taVNS 可提高高认知负荷任务的表现，可能是急性睡眠剥夺的有力干预措施，并且易于管理。

三、在特殊高原场景下的应用

高原地区以其独特的地理和气候条件著称，常见的环境特征包括低氧、低气压、寒冷以及强烈的紫外线辐射。这些因素会对人体的生理功能产生显著的影响，使人在高原环境中生存和工作面临诸多挑战。在低氧环境里，人体的氧气供给不足，迫使呼吸和心血管系统加速运转，以满足组织对氧的需求。然而，长期的低氧暴露可能导致高原反应、高原性心脏病等一系列病理变化，严重威胁健康。低气压进一步加剧了氧气交换的困难，同时增加了发生急性高原反应的风险。寒冷的气候条件不仅增加了体温调节的负担，还可能导致冻伤和低体温等问题，尤其是在高海拔地区。

面对高原环境带来的这些生理压力，传统药物和其他干预手段往往具有局限性。taVNS 作为一种非侵入性的神经调节技术，近年来在改善心血管功能、缓解情绪压力、调节免疫功能等方面展现出潜力。taVNS 通过刺激耳郭的特定穴位，激活迷走神经，从而调节自主神经系统的功能，这一机制在应对高原环境的生理挑战中具有重要的应用价值。当前虽无 taVNS 防治高原病的相关研究，但 taVNS 用于预防和治疗偏头痛、功能性消化不良、睡眠障碍、难治性高血压疗效确切，也被用于认知障碍、记忆障碍和脑卒中康复，显示出 taVNS 治疗高原症候群、防治认知受损、改善预后的巨大潜力。因此，探索 taVNS 在高原场景中的应用，不仅有助于缓解高原环境里常见的生理和病理变化，还为改善高原地区人群的健康状况提供了新的非药物干预手段。这一研究方向对于在高原长期生活或工作的群体，尤其是军人、科研人员和高原旅行者，具有重要的实际意义和临床应用价值。

（一）高原环境对人体生理的影响

1. 低氧对神经系统的影响

高原地区的低氧环境对人体神经系统产生了显著影响，尤其是在中枢神经系统和自主神经系统的功能调节方面，表现出复杂的适应与应激反应。

中枢神经系统是对低氧最为敏感的区域之一。高原环境中的低氧状态会引发大脑一系列应激反应，以维持基本的神经功能和生理稳态。首先，低氧导致大脑的氧供不足，引发脑血流量增加，以补偿氧气的缺乏。这种代偿性增加可能导致颅内压升高，进而引发头痛、恶心等症状，严重时可导致高原性脑水肿，这是急性高原病的严重表现。低氧还激活了中枢神经系统的交感神经通路，导致肾上腺素和去甲肾上腺素等应激激素的释放增加。这些激素有助于在短期内维持心血管功能，但长期过度的交感神经兴奋会加重神经元的氧化应激和炎症反应，可能导致神经元损伤和功能障碍。此外，低氧引发的神经炎症与氧化应激的相互作用，可能进一步加剧中枢神经系统的损伤，增加认知功能障碍的风险。

自主神经系统在调节人体对外部环境变化的反应中起着至关重要的作用，包括心率、血压和呼吸的调节。低氧环境对自主神经系统的影响尤为深远，特别是对迷走神经这一副交感神经的主要通路产生了显著的抑制作用。在高原的低氧条件下，迷走神经的活性显著下降，导致副交感神经的调节功能减弱。这种抑制使得交感神经系统的活性相对增强，表现为心率加快、血压升高和呼吸频率增加。尽管这种反应在短期内有助于提高氧气摄取和输送效率，但长期的交感神经兴奋会导致心血管系统过度负荷，增加高原性心脏病的风险。迷走神经的抗炎作用在低氧环境中也可能被削弱。迷走神经通常通过调节免疫系统来降低体内的炎症反应，但在低氧条件下，这种抗炎效应可能减弱，导致炎症反应增强，从而增加慢性炎症的风险。

2. 低氧对心血管系统的影响

高原环境中的低氧条件对心血管系统产生了深远的影响，尤其是在高海拔地区长期生活或工作的个体中，低氧对心脏和血管的调节机制引发了一系列复杂的适应性和病理性变化。

在低氧环境里，身体的首要适应反应之一是通过加速心率来增加心输出量，从而满足组织对氧气的需求。研究表明，低氧刺激通过激活交感神经系统，促使肾上腺素和 NE 的释放，直接导致心率加快。这种心率的加速在短期内有助于提高氧输送效率，但长期心率升高会增加心脏的工作负担，可能导致左心室肥厚和心肌耗氧量增加，最终引发高原性心脏病。低氧环境还通过多种机制影响血压调节。在急性低氧暴露下，交感神经系统的兴奋和肾素－血管紧张素系统的激活导致外周血管收缩，从而引起血压升高。长期的低氧暴露则可能导致持续的高血压状态，这种现象被称为高原性高血压。这种血压升高不仅与交感神经的持续激活有关，还与内皮功能障碍和氧化应激增加有关，这些因素共同导致了血管顺应性的下降和动脉硬化风险增加。低氧环境对血管内皮功能的影响尤为显著。内皮细胞在维持血管张力和血流分布中起着关键作用。在低氧条件下，内皮细胞会增加一氧化氮（NO）的生成，这是身体的一种代偿机制，旨在通过扩张血管来提高氧气输送能力。然而，长期的低氧暴露可能导致内皮细胞功能耗竭和 NO 合成不足，引发血管收缩和血管阻力增加。此外，低氧环境还会导致氧化应激反应增强，过量的活性氧会损伤内皮细胞，加剧血管内皮功能障碍。这种氧化应激与炎症反应的相互作用可能进一步导致动脉硬化，从而增加心血管事件的风险。

长期暴露于低氧环境还会引发心脏结构的重塑，尤其是右心室的肥厚和扩张。这主要是由于低氧诱导的肺动脉高压导致右心室需要克服更大的阻力以维持肺循环的血流量。右心室长期处于高负荷状态，可能会导致心功能不全，最终引发高原性心脏病。

3. 高原环境对免疫功能的影响

长期暴露在高原环境中，免疫系统的调节能力和效能可能发生显著变化，这些变化对个体的健康和疾病易感性具有重要意义。

低氧会对免疫系统的多项功能产生抑制作用。研究表明，低氧环境会降低 T 细胞的增殖和活化能力，从而抑制免疫细胞的正常功能。此外，低氧还可能通过降低细胞因子的产生，如 IFN-γ 和 TNF-α，从而削弱机体的抗感染能力。这种免疫抑制效应增加了高原地区人群感染疾病的风险，尤其是在长期暴露的情况下，人群易感性显著提高。尽管低氧对免疫系统有抑制作用，但高原环境中的氧化应激和炎症反应往往会加剧。低氧条件下，活性氧的产生增加，导致氧化应激，这种氧化应激不仅损伤组织，还会诱导慢性炎症反应。炎症反应的增强会进一步加剧组织损伤，形成恶性循环，尤其是在高原环境中的寒冷和紫外线辐射作用下，炎症反应可能更加明显。

高原环境还影响了先天免疫和适应性免疫的平衡。先天免疫是机体抵御外来病原体的第一道防线，而适应性免疫则负责针对特定病原体的长期免疫记忆。在高原环境里，先天免疫功能可能增强，以应对不断变化的外部环境压力，而适应性免疫则可能因为 T 细胞功能受损而减弱。这种平衡的破坏可能导致机体对某些病原体的免疫防御能力下降，增加慢性感染和自身免疫性疾病的风险。

（二）taVNS 在高原场景下的具体应用

1. 缓解高原反应

高原反应是一种常见的急性高原疾病，通常发生在迅速上升到高海拔地区后，表现为头痛、恶心、失眠和疲劳等症状。在高原环境中，taVNS 能够通过多种机制缓解高原反应。首先，它有助于调节呼吸和心血管系统，减轻低氧引发的过度换气和心率加快现象，从而稳定血氧水平和心功能。其次，taVNS 能够通过减弱中枢神经系统的过度应激反应，缓解由低氧引发的头痛和焦虑。此外，taVNS 的抗炎作用可以减少炎症因子的释放，防止高原反应引发的全身炎症反应。然而，目前尚无临床研究明确taVNS 对高原反应的干预效果。尽管 taVNS 在高原反应的预防和治疗中展现出巨大的潜力，但仍需进一步验证。

2. 支持心血管功能

在高原环境中，低氧、低气压等因素对心血管系统施加了极大的压力，常导致心率加快、血压升高以及心血管疾病的风险增加。首先，taVNS 可以通过调节迷走神经，降低心率和血压，减少心脏的工作负荷，进而改善心脏功能。这对于防止高原环境里心脏过度负荷和相关并发症的发生具有重要意义。其次，taVNS 能够通过稳定血管张力，改善血流动力学，帮助维持血液循环的稳定性。这对于应对高原环境中的低氧挑战至关重要。此外，taVNS 还具有抗炎和抗氧化作用，可以减轻低氧引发的氧化应激和炎症反应，保护心血管系统免受进一步损伤。

3. 保护认知功能

研究显示，在急速进入高原后的前三天，个体的认知指数、复合记忆、词语记忆、图形记忆和认知灵活性等方面会明显下降。虽然通过环境适应，这些功能在第七天左右可能恢复，但在这之前仍会给工作和生活带来不便。研究表明，taVNS 可以通过调节关键神经递质的释放，如 ACh 和 NE，来改善注意力和促进记忆的形成。此外，taVNS 能够降低中枢神经系统的应激反应，减轻由低氧引发的认知功能损害。

taVNS 可以增加大脑的血流量和氧供应，从而改善记忆和执行功能。这些机制使得 taVNS 在保护认知功能方面展现出巨大的潜力，特别是在高原环境中。然而，目前的研究主要集中在正常环境里的认知障碍人群或动物模型中。有基础研究表明，taVNS 可改善幼稚小鼠和智力障碍小鼠模型的记忆持久性。临床研究也证明，taVNS 可以改善轻度认知障碍患者的认知能力，主要作用于整体认知和记忆（包括即时回忆和延迟回忆）。针对高原环境里认知功能保护的具体效果仍需进一步验证。

4. 调节情绪障碍

在高原环境中，低氧和生理压力的增加使情绪障碍（如焦虑和抑郁）更加突出。高原地区空气稀薄、氧气含量低，长期缺氧会导致大脑功能受损，神经递质如血清素和多巴胺的平衡被打破，进而引发情绪障碍。此外，高原地区的强紫外线、寒冷气候和生物节律紊乱，也加重了身体和精神的压力，进一步加剧情绪不稳定。前文已述，taVNS 被证明在改善情绪障碍，特别是抑郁症方面具有显著效果。taVNS 通过刺激迷走神经，能够调节神经递质的释放，增加血清素和 NE 的水平，缓解焦虑和抑郁症状。此外，taVNS 通过增强副交感神经的活动，抑制交感神经的过度兴奋，进而减少由压力引发的生理应激反应，改善整体情绪状态。研究还发现，taVNS 具有中枢抗炎作用，能够抑制炎症因子的释放，这对于与炎症相关的情绪障碍（如抑郁症）具有特别的意义。慢性中枢炎症已被广泛认为与情绪障碍密切相关，taVNS 通过减少炎症反应，不仅可以缓解情绪症状，还可能预防相关的神经损伤。尽管已有研究支持 taVNS 在调节情绪障碍中的治疗作用，但其在高原环境中的具体效果和长期应用价值仍需进一步的临床验证。未来研究应考虑高原特殊环境的影响，探索 taVNS 在这一独特条件下的疗效和机制，以期为高原人群提供有效的情绪障碍干预手段。

5. 改善睡眠障碍

高原环境中的低氧、寒冷和生物节律紊乱，常导致睡眠质量下降，甚至引发失眠等睡眠障碍。这些问题不仅影响个人的日常生活和工作效率，还可能加剧其他健康问题，如情绪障碍和心血管疾病等。taVNS 对睡眠障碍的改善作用主要通过以下几个机制实现，这些机制在前面的章节有详细介绍。首先，taVNS 能够通过增强副交感神经活动，抑制交感神经的过度兴奋，从而帮助身体进入放松状态，促进睡眠的发生和维持。研究表明，taVNS 可以增加睡眠中的慢波活动，这与深度睡眠的质量密切相关。此外，taVNS 还可能通过调节褪黑素的分泌，改善睡眠 - 觉醒周期的生物节律，使睡眠更加规律和稳定。在高原环境中，睡眠障碍往往因低氧和环境压力而加剧。

taVNS 不仅能够缓解由这些因素引发的生理压力，还可以通过抗炎和抗氧化作用减少身体内部的应激反应，这对于改善高原环境中的睡眠质量具有重要意义。

虽然已有研究表明 taVNS 对改善睡眠障碍具有临床疗效，但其在高原环境中的具体应用仍需进一步验证。未来的临床试验应更深入地探讨 taVNS 在不同高原条件下对睡眠质量的影响，并研究其与其他睡眠干预措施的联合应用效果，以期为高原地区的人群提供更加有效的睡眠管理策略。

6. 增强免疫防御

在高原环境中，低氧、寒冷等不利条件可能削弱人体的免疫系统，使个体更易感染疾病并增加慢性炎症的风险。研究表明，taVNS 能够通过调节迷走神经的炎症反应，降低体内促炎性细胞因子的水平，如 TNF-α 和 IL-6，从而减少炎症反应。这对于高原环境中常见的慢性低水平炎症状态具有重要意义。此外，taVNS 还可能通过增强免疫细胞的功能，特别是 T 细胞和自然杀伤细胞（NK 细胞）的活性，进一步提高机体的免疫防御能力。这些细胞在抵御感染、清除病原体和癌细胞方面起着关键作用。在高原环境中，通过 taVNS 的免疫调节作用，不仅可以降低疾病的发生风险，还可以增强身体对环境压力的适应能力。

（三）taVNS 在高原场景下的应用展望

taVNS 可以刺激耳甲部迷走神经，通过孤束核投射到边缘叶、杏仁核、下丘脑、蓝斑、中缝核等区域，从而发挥抗炎、止痛、抗抑郁等作用。与传统耳针治疗相比，taVNS 具有便携易用、定位准确、不易脱落和过敏等优势。当前虽无 taVNS 防治高原病的相关研究，但 taVNS 用于预防和治疗偏头痛、功能性消化不良、高原睡眠障碍、难治性高血压、抑郁症等疾病疗效确切，也被用于认知障碍、记忆障碍和脑卒中康复，显示出 taVNS 治疗高原症候群、防治认知受损、改善高原病预后的巨大潜力。

1. 新型设备的应用

目前的 taVNS 设备已经具有较好的便携性，适合在高原地区使用，但未来可能会进一步小型化，并整合到可穿戴设备中，如智能手表或耳机，使用户能够随时随地接受治疗，而不受环境限制，特别是针对高原特殊环境的需求。此外，将更加注重环境适应性，特别是在极端高原环境中保持稳定性能。与个性化调节功能的结合，将通过实时监测用户的生理状态来自动调整刺激参数，确保设备在高原环境中始终提供最佳疗效。远程监控功能的引入也将使医疗人员能够及时跟踪并调整患者的治疗方案，提高治疗的精确性和安全性。

2. 临床研究的方向

未来的临床研究应重点关注 taVNS 在不同高原环境中的长期应用效果。由于高原环境的复杂性和个体差异性，研究应涵盖不同海拔、不同气候条件下的 taVNS 效果，特别是在高原环境里长期使用 taVNS 对身体的综合影响。此外，应开展针对高风险人群（如高原工人、登山者等）的研究，评估 taVNS 在特殊需求和极端场景下的潜力。与其他治疗手段的联合应用也是未来临床研究的一个重要方向。例如，研究 taVNS 与药物治疗、行为干预相结合的效果，探索多模式治疗策略在高原场景下的应用价值。这种多模式的治疗方案可能会为高原人群提供更全面、更有效的健康管理手段。

3. 实际应用的技术挑战

在高原场景下应用 taVNS 可能面临一些实际挑战。首先，设备的适应性问题需要得到重视。在极端气候条件下（如高寒、高湿环境），taVNS 设备可能面临电子元件故障、电池续航时间缩短等问题。为解决这些问题，未来的设备研发应注重材料的耐用性和电池的高效性，确保设备在极端条件下的稳定运行。其次，长期使用 taVNS 的安全性也是一个重要考虑因素。由于高原环境中的生理压力较大，长期使用 taVNS 可能对身体产生额外负担。因此，未来的研究需要制定详细的安全使用指南，定期监测用户的生理指标，及时调整治疗方案，以避免可能的副作用。最后，用户的依从性和设备的可操作性也是挑战之一。复杂的操作流程可能降低用户的依从性，特别是在高原环境中，用户可能面临操作困难或忘记使用设备的情况。为此，设备的设计应更加人性化，操作简单直观，并通过应用程序提醒用户定时使用，以提高治疗的依从性和有效性。

taVNS 在高原场景中的应用潜力和前景十分广阔，其多重作用能够有效应对高原环境带来的生理和心理挑战，成为高原人群健康管理的重要工具。然而，目前在高原环境中应用 taVNS 的研究仍然有限，尚缺乏系统的临床验证。未来的研究需要进一步探索 taVNS 在高原环境中的安全性、有效性及长期应用效果，以推动其广泛应用，为高原人群提供更为有效的健康保护手段。

四、围手术期的应用

（一）缓解术前高血压

术前，患者的自主神经系统活动增强，术前血压升高是常见问题，这不仅增加了手术风险，也可能对术后恢复产生不良影响。taVNS 可改善心脏自发性压力反射敏感性和自主神经调节，稳定血压。马（Ma）等在前瞻性随机对照试验中，研究了耳针对不同年龄组患者术前血压的影响。研究发现，与假刺激组相比，接受耳针治疗的患者其收缩压和舒张压均显著下降，尤其是在 60 ~ 75 岁的患者群体中，效果更为明显。这一结果提示，taVNS 可能通过激活迷走神经系统，抑制交感神经系统的过度活跃，从而在术前有效降低血压。

（二）缓解围术期焦虑抑郁

围术期是患者心理状态波动的敏感时期，焦虑和抑郁情绪不仅影响患者的心理健康，还可能对手术结局和术后恢复产生不良影响，taVNS 具有调节情绪和行为反应的潜力。研究表明，taVNS 通过激活迷走神经的传入通路，能够影响大脑中与情绪调节相关的区域，如杏仁核、蓝斑和下丘脑，进而对焦虑和抑郁情绪产生积极的调节作用。

临床研究中，taVNS 已被用于治疗多种与情绪相关的疾病，包括重性抑郁症和广泛性焦虑障碍，显示出改善患者情绪状态的能力。在国际上，基于 taVNS 理论治疗焦虑抑郁的相关研究也得到了广泛关注。国内外多项研究均表明 taVNS 对于焦虑抑郁具有潜在治疗作用，且其作用机制可能与改善中枢炎症反应有关。

在围术期，taVNS 可为患者提供一个非药物治疗的选择，帮助患者减轻围术期焦虑和抑郁情绪，改善患者的整体福祉。有研究发现，与对照组相比，耳穴按压组妇科手术患者术前焦虑水平显著下降。除此之外，人类遭遇伤害性刺激后会形成恐惧记忆。即使在安全的环境中，这些记忆也可能诱发恐惧反应，这被称为恐惧泛化。而手术可能会唤起患者的恐惧记忆。研究指出，taVNS 虽无法预防恐惧泛化，但有助于恐惧记忆的消除。目前，尚未检索到将 taVNS 应用于围术期焦虑抑郁的研究，但是有涉及耳针的临床研究作为佐证。万希（Wunsch）等研究了耳针作为门诊妇科手术前焦虑的非药物治疗方法的可行性和接受度，结果显示，与对照组相比，耳针能显著降低患者的术前焦虑，且患者普遍接受并愿意在未来手术中再次使用耳针。与安慰剂组相比，耳针结合薰衣草精油芳香疗法可有效降低心血管患者的介入术前焦虑。对于救护车运输过程中患者的心理压力和焦虑，与对照组相比，接受耳穴压豆的患者在到达医院时焦虑水平显著降低，对治疗过程中的疼痛感知和治疗结果持更积极态度。

（三）管理术后疼痛

围术期疼痛管理是患者术后康复的重要组成部分，有效的疼痛控制不仅能够提高患者的术后舒适度，还有助于减少术后并发症，加速患者康复。传统的疼痛管理通常依赖于阿片类药物，但长期使用可能导致依赖性和副作用。因此，非药物的疼痛管理方法 taVNS 受到了广泛关注。近年来的研究表明，taVNS 在术后疼痛管理中显示出了积极的效果。taVNS 能通过调节自主神经系统，提高痛觉阈值，降低疼痛敏感性，而不影响自主神经系统或非伤害性感受信号的传导。这种镇痛作用主要与中枢疼痛处理有关，为围术期疼痛治疗提供了新的策略。

2022 年发表的系统评价和荟萃分析研究探讨了自主神经调节在缓解围手术期疼痛方面的潜力。针对骨科创伤手术后患者，与假刺激相比，taVNS 能显著减少患者术后疼痛，并增加心率变异性，表明 taVNS 通过自主神经调节减少围手术期疼痛。有研究探讨了 taVNS 对前交叉韧带重建术后患者反弹痛的影响，研究发现，与假刺激组相比，taVNS 能显著降低反弹痛的发生率和持续时间，并减少术后额外镇痛需求和并发症，改善睡眠质量。一项关于 taVNS 对健康志愿者疼痛感知影响的试验中，研究发现，taVNS 能显著提高健康志愿者的机械和压力疼痛阈值，减少机械疼痛敏感性，并在持续热痛刺激下降低疼痛评分。在一项针对妇科疾病剖腹术后患者的研究中，研究了电针和耳针联合治疗对妇科疾病腹部手术后疼痛的效果。结果显示，与对照组相比，电针和耳针联合治疗在术后 22 小时能显著降低患者的疼痛评分。

taVNS 作为一种新型的非药物镇痛干预措施，在围术期疼痛管理中展现出了巨大的潜力。随着研究的深入，taVNS 有望成为减少术后疼痛和阿片类药物使用量的有效手段，可进一步改善患者的术后康复状况。

（四）预防术后认知功能障碍

taVNS 通过激活迷走神经的耳支，可以抑制炎症反应，降低神经损伤，从而对认知功能产生积极影响。在围术期，手术创伤和麻醉药物可能引起中枢神经系统的炎症反应，导致术后认知功能障碍。taVNS 的应用可能通过调节炎症介质，减轻神经损伤，从而降低术后认知功能障碍的发生率。

已有多项研究探索了 taVNS 对围术期认知功能的影响。例如，一项系统评价和荟萃分析发现，taVNS 可以改善围术期认知功能。王娟等探究了 taVNS 对老年患者术后早期认知功能障碍的影响，结果显示，taVNS 组在术后 1 天、3 天和 7 天的 MoCA 评分显著高于对照组，且炎症标志物水平降低，表明 taVNS 能降低炎症反应，改善术后认知功能。祁思忆等研究探讨了 taVNS 对 65 岁以上老年骨科患者术后认知功能的影响，结果显示，术后第 7 天或出院前，刺激组术后认知功能障碍发生率为

0，显著低于对照组的 13.6%，表明 taVNS 能降低老年患者术后早期认知功能障碍的发生率。一项关于 taVNS 对老年患者全关节置换术后延迟神经认知恢复影响的研究，结果显示，taVNS 能显著降低术后延迟神经认知恢复发生率，可能与抑制炎症因子产生和减少胆碱酯酶活性有关。

（五）改善术后炎症反应

术后炎症反应是手术创伤后机体的一种自然防御机制，但过度的炎症反应可能导致器官功能障碍和延迟恢复。在最近的研究中，taVNS 通过激活迷走神经的耳支，显示出对术后炎症介质的调节作用。一项系统评价和荟萃分析发现，taVNS 可以改善围术期炎症反应。萨拉马（Salama）等的研究探讨了 taVNS 对肺叶切除术后急性炎症反应的影响。结果显示，与对照组相比，taVNS 组术后第一天的血清 CRP 和 IL-6 浓度显著降低，而 IL-10 浓度升高。此外，治疗组的肺炎发生率和住院时间均低于对照组。非侵入性 taVNS 通过调节炎症细胞因子，有效减轻了术后的炎症反应，降低了并发症风险，缩短了患者的恢复时间。这些发现提示了 taVNS 在调节术后炎症反应中的潜在机制。一方面，taVNS 可能通过激活迷走神经-胆碱能抗炎通路（CAIP），抑制免疫细胞释放促炎细胞因子，从而减轻炎症反应。另一方面，taVNS 还可能通过影响局部组织和细胞的代谢活动，促进抗炎介质的释放，如 IL-10 的增加，进一步调节炎症微环境。

（六）促进术后胃肠功能恢复

术后胃肠功能障碍是外科手术后常见的并发症之一，可能是由创伤或手术引起的交感神经/副交感神经平衡紊乱引起的，严重影响患者的恢复进程和生活质量。在择期结直肠手术的患者中，大约 10% 到 20% 的人可能会出现术后肠梗阻，这通常与术后使用阿片类药物和炎症反应导致的肠道功能失调有关。taVNS 有助于预防和治疗手术后的肠道功能障碍。一项研究探讨了低强度 taVNS 对结直肠癌腹腔镜根治性切除术后发生术后肠梗阻的影响，结果表明，与对照组相比，在麻醉前 20 分钟接受右耳支的低强度（25 Hz，50mA）taVNS，术后肠梗阻的发生率显著降低，肠鸣音更规律。查普曼（Chapman）等的研究表明，通过在手术前 5 天及手术后 5 天使用患者自控的经皮耳穴迷走神经刺激仪，可以缩短结直肠癌患者术后首次肠道排气的时间，并减少术后 3 天的吗啡使用量。关于耳穴按压的研究显示，手术前耳穴按压能显著减少术后恶心和呕吐的发生。樊代明院士团队的研究探讨了 taVNS 对功能性消化不良患者症状的改善效果，2 周的 taVNS 治疗能显著减少功能性消化不良症状、焦虑和抑郁评分，并通过增强迷走神经传出活动改善胃容纳能力和胃慢波。一项多中心、随机对照研究显示，taVNS 对治疗成人功能性消化不良有效且安全，4 周的 taVNS 治疗提高了应答率和症状缓解率，治疗后 8 周和 12 周持续有效。taVNS 可能通过增强迷走神经传出活动，显著提高功能性消化不良患者的胃容纳能力，并减少了患者的餐后饱胀感。此外，taVNS 还能够降低术后炎症反应，这可能与其减少炎症介质释放有关，为胃肠功能的早期恢复创造了有利条件。这一发现为术后胃肠功能障碍的治疗提供了新的视角，尤其是在减少对药物治疗的依赖和避免药物副作用方面。

（七）改善术后心脏功能

taVNS 能够调节心脏自主神经系统，维持交感神经和副交感神经之间的平衡，有助于改善心脏和血管功能，对于改善围术期心脏功能具有潜在作用。taVNS 能够提高心率变异性，对自主神经稳态具有积极影响，尤其对心力衰竭患者有益。研究表明，taVNS 能够抑制交感神经活动，从而降低高血压和心律失常的风险。taVNS 显示出对心房颤动的预防作用，这与其降低左星状神经节的神经活动和交感神经重构有关。taVNS 通过降低 MMP-9 和 TGF-β_1 的表达，有助于减轻心肌梗死后的心脏重构。因此，taVNS 作为一种有效的非药物治疗手段，在围术期心脏管理中具有重要的临床应用前景。

尽管 taVNS 在围术期管理中展现出应用潜力，但其临床应用仍面临挑战。首先，确定 taVNS 的最佳刺激参数，包括电流强度、脉冲宽度和频率，是未来研究的关键方向。其次，需要通过大规模临床试验来验证 taVNS 在围术期的长期作用效果和安全性。最后，鉴于患者的个体差异可能影响疗效，制订个性化治疗计划显得尤为重要。

随着科技的不断进步，未来的 taVNS 设备将更加注重精准性和便捷性，这将提高治疗的适应性和患者的接受度。同时，需要加强 taVNS 的证据基础，为其在围术期的应用提供更坚实的科学支持。展望未来，taVNS 有望更深入地融入围术期医学，成为优化患者手术体验和提高手术安全性的关键技术。此外，通过教育和宣传提高患者对 taVNS 的认知，将有助于其在社会层面的广泛推广和应用，从而提升患者对其的接受度。

第三章
经皮耳穴迷走神经刺激术的转化与标准

第一节　经皮耳穴迷走神经刺激仪的研究现状

中国中医科学院首次将针刺手法产生的群组生物信息放大输出作为具有治疗作用的电信号，将信息固化在芯片中，研制了具有我国自主知识产权的非植入式医疗器械"经皮耳穴刺激仪（TENS-200A 型）"，获授权专利 8 项及江苏省医疗器械注册证书，被科技部推荐为优秀成果，参加香港国际创科展等展览，在线和线下培训 1 万余名外国人，惠及国外人群 5 万人次，并被多家媒体报道。

一、经皮耳穴电刺激仪的市场调查

针对经皮耳穴迷走神经刺激仪的研究现状，我们于 2021 年 11 月 23 日至 2022 年 12 月 31 日进行了 4 轮市场调查，第 1 轮从 2021 年 11 月 23 日至 2022 年 3 月 15 日，第 2 轮从 2022 年 3 月 16 日至 2022 年 3 月 25 日，第 3 轮从 2022 年 7 月 1 日至 2022 年 12 月 31 日，第 4 轮从 2024 年 7 月 1 日至 2024 年 8 月 16 日。共收集到 25 款国内外仪器，其安全参数如本节末的表 3-1 所示。

二、在同类技术领域领先

耳穴压豆法是在耳针疗法基础上发展起来的一种耳穴刺激方法，其具体操作是将表面光滑近以圆球状或椭圆状的中药王不留行籽或小绿豆等，贴于 0.6cm×0.6cm 的小块胶布中央，然后对准耳穴贴紧并稍加压力，使患者耳朵感到酸麻胀或发热，贴后嘱患者每天自行按压数次，每次 1~2 分钟，每次贴压后保持 3~7 天。尽管该方

法目前普及较广，然而还存在着难规范、难操作、难持久的技术难题，因此有必要对耳穴刺激方法进行改进和创新。

（一）克服常规电脉冲易耐受

近年来，经临床验证，采用电子技术与传统针灸经络理论相结合的神经电刺激疗法对神经功能失调疾病具有疗效。迷走神经为第10对脑神经，是脑神经中最长、分布最广的一对，含有躯体感觉纤维、内脏感觉纤维、躯体运动纤维和内脏运动纤维四种纤维成分。迷走神经支配呼吸系统和消化系统的绝大部分器官以及心脏的感觉、运动以及腺体的分泌，大量研究表明针对迷走神经进行电刺激，对癫痫、糖尿病、失眠、抑郁症等疾病具有很好的辅助治疗作用。迷走神经的颈部分支中的耳支含一般躯体感觉纤维，发自上神经节，向后外分布于耳郭后面及外耳道的皮肤，迷走神经末梢丰富。因此，采用耳迷走神经刺激仪对耳甲处穴位进行电刺激即可达到神经电刺激治疗的效果。芯片控制模拟仿生针刺手法编码作为输出刺激信号，克服了常规电脉冲易被人体耐受的缺陷。

（二）材料安全、刺激无创和参数优效

耳部电极是耳迷走神经刺激仪用来实施耳部耳甲处穴位电刺激的专用电极，其设计形式和性能直接影响使用效果。以往老式的耳部电极多数采用头箍式和耳夹式设计，这些耳部电极在使用中夹持力量较大，使用不舒适，而且作用点不可调节，使用灵活性较差。

有鉴于此，我们创新性地设计出一种耳迷走神经刺激仪一体式硅橡胶耳部电极，目的是改进传统耳部电极的性能，提高使用的便利性和舒适度。值得强调的是，上述硅橡胶是指主链由硅和氧原子交替构成，硅原子上通常连有两个有机基团的橡胶材料，且硅橡胶具有优异的绝缘性能，不导电，耐电晕性和耐电弧性也非常好。该耳迷走神经刺激仪一体式硅橡胶耳部电极，由具有导电性的硅橡胶制成的耳塞、耳郭，以及座体组成。座体分为主体和弹性臂，弹性臂是从主体上延伸出的一个悬臂结构。弹性臂与耳郭连接处内部埋设有第一连接体，有一个第一导线与第一连接体电连接，并沿弹性臂体内延伸至主体，再从主体伸出；主体与耳塞连接处内部埋设有第二连接体，有一个第二导线与第二连接体电连接，并经主体伸出。这种创新型的电极不仅保持了一体式设计结构，又解决了不同材料之间组合的矛盾，耳塞和耳郭对不同耳形和大小都具有很好的适应性，提高了性能以及使用的便利性和舒适度。

在现有的经皮耳迷走神经刺激技术中，耳迷走神经刺激仪通常由主机和耳部电极两部分组成。耳部电极是耳迷走神经刺激仪用来实施耳部耳甲处穴位电刺激的专用电极，包括用于刺激耳部耳甲艇处的耳塞电极以及用于刺激耳部耳甲腔处的耳郭电极，其设计的形式和性能直接影响使用效果。然而，我们在现有的耳部电极使用过程中发现以下不足：①当耳部电极损坏时，由于主机部分通过导线直接连接耳部电极，两者不可拆卸或难以拆卸，导致使用者无法自行更换耳部电极，通常导致产品的完全报废，需完全换新，造成用户使用成本的增加；②在使用过程中，耳部电极中耳郭电极连接于耳塞电极的弹性臂会经常弯折，致使耳郭电极的电极本体与导线的焊接端易发生断裂、脱落的现象，从而影响耳郭电极的实际使用性能和治疗效果；③在长时间使用后会出现神经电刺激强度变弱、神经电刺激无输出、电极头失效等问题，经拆解产品发现是由于内部电极氧化导致，这一问题导致用户或患者无法满足治疗需求或治疗效果甚微。

为了突破上述局限，我们提出一种改进型耳迷走神经刺激仪，包括主机和耳部电极，主机连接第一导线，耳部电极连接第二导线；还包括一对公母接插端子，一者连于第一导线，另一者连于第二导线，构成主机与耳部电极可插拔连接；耳部电极包括耳塞电极及耳郭电极，第二导线通过耳塞导线连接耳塞电极，并通过耳郭导线连接耳郭电极；耳郭电极具有 T 型电极本体，其尾部开设有通孔，耳郭导线的端部穿过通孔后弯折，并与电极本体尾部焊接固定。

电极本体表面经工艺处理，材料安全，包括：①对电极本体的表面进行钝化处理；先将电极本体在盐酸清洗溶液中进行浸泡，盐酸清洗溶液中的盐酸浓度为 10% ~ 20%，且在环境温度不超过35℃的下进行；再对电极本体的表面用铜材专用缓蚀剂进行处理；②对电极本体的表面进行镀镍处理；镀镍的参数要求包括：操作环境温度为 28 ~ 35℃；环境洁净度等级不低于 10 万级；镀液温度 60 ~ 65℃；镀液浓度为 100 ~ 200g/L；镀液中硼酸浓度为 45 ~ 50g/L；氨基磺酸控制值为 4.0 ~ 4.5g/L；弱电解电压为 0.5 ~ 2V，电流强度为 0.2 ± 0.1A；pH 值为 3.5 ~ 4.0；经镀镍处理后，电极本体的表面镍层厚度为 6 ~ 10μm。

相比现有技术，该改进型耳迷走神经刺激仪通过可插拔设计，将主机和耳部电极分离成两个组成部分，若耳部电极发生损坏，也可方便地将其与主机进行分离，从而实现自行更换耳部电极，由于避免了对主机的更换（主机的价格较高），因此不仅具有更换便利的优点，而且能够降低使用成本；同时，通过在耳部电极的耳郭电极本体上打孔，并将对应导线直接穿设于该通孔中并弯折缠绕后焊接，实现了耳郭导线与电极本体电性连接的可靠性和稳定性，避免了因弹性臂经常弯折导致的电极本体与导线焊接端断裂、脱落的问题，从而保证了耳郭电极的实际使用性能和治疗效果。

（三）其他优势

本仪器更具较大优势，患者可在家自助治疗，节约大量医疗费用及时间，尚未见明显不良反应。传统耳穴疗法专业技术性强且不易操作，针对不同疾病选穴不一且难以精准，耳穴针刺、割治、放血等有创治疗容易引起感染且疼痛感较强。相比这些局限性，耳迷走神经刺激仪可以做到无创、可量化、无疼痛，且患者可居家自助治疗，安全有效。

表 3 - 1　经皮耳穴迷走神经刺激仪的安全参数

序号	规格	刺激部位	电源提供	输入电源	输出脉冲波形	输出电源	输出脉冲频率	输出电压峰值	输出电流限值	输出波宽	单个脉冲的最大能量	皮肤电极	输出偏差	电流密度	电极连接线长度	电极连接线横截面积	电极面积
1	NET-1000	耳部	NS	NS	NS	NS	0.5~100Hz	NS	0~600mA	NS	NS	NS	NS	NS	NS	NS	NS
2	NET-2000	耳部	NS	NS	NS	NS	0.5~100Hz	NS	0~600mA	NS	NS	NS	NS	NS	NS	NS	NS
3	Tinnoff	耳部	NS	NS	NS	NS	NS	NS			NS	NS	NS	NS	NS	NS	NS
4	TENSTem dental	耳部	NS	NS	NS	NS	0.5~120Hz	NS	0~35mA	70~500μs	NS	NS	NS	NS	NS	NS	
5	Twister	耳部	NS	NS	NS	NS	NS	NS	NS	NS	NS	NS	NS	NS	NS	NS	
6	ES-420	耳部	NS	NS	NS	NS	1~200Hz	NS	0~99mA	50~250μs	NS	NS	NS	NS	NS	NS	
7	S88X GRASS stimulator	耳部	NS	NS	NS	NS	0.1~1000Hz	NS		10~99μs	NS	NS	NS	NS	NS	NS	
8	V-TENS plus	耳部	NS	NS	NS	NS	2~200Hz, 8000~12000Hz	NS	0~50mA	2~250μs 5~40μs	NS	NS	NS	NS	NS	NS	NS
9	EMS7500	耳部	NS	NS	NS	NS	2~120Hz	NS	100mA	50~300μs	NS	NS	NS	NS	NS	NS	NS
10	S20	耳部	NS	NS	NS	NS	NS	NS	NS	NS	NS	NS	NS	NS	NS	NS	NS

续表

序号	规格	刺激部位	电源提供	输入电源	输出脉冲波形	输出电源	输出脉冲频率	输出电压峰值	输出电流限值	输出波宽	单个脉冲的最大能量	皮肤电极	输出偏差	电流密度	电极连接线长度	电极连接线横截面积	电极面积
11	DoloBravo	耳部	NS	NS	NS	NS	1～200Hz	NS	0～90mA	50～450μs	NS	NS	NS	NS	NS	NS	NS
12	IMER Systems	耳部	NS	NS	NS	NS	NS	NS	NS	NS	NS	NS	NS	NS	NS	NS	NS
13	SDZ-Ⅱ	耳部	NS	NS	NS	NS	1～100Hz	NS	≤10mA	NS	NS	NS	NS	NS	NS	NS	NS
14	CM02	耳部	NS	NS	NS	NS	25Hz	NS	NS	NS	NS	NS	NS	NS	NS	NS	NS
15	NEMOS	耳部	NS	NS	NS	NS	25Hz	NS	NS	NS	NS	NS	NS	NS	NS	NS	NS
16	VITOS	耳部	NS	NS	NS	NS	25Hz	NS	NS	NS	NS	NS	NS	NS	NS	NS	NS
17	SDZ-ⅡB	耳部和头部	直流电9伏特或电源适配器（输入交流电220伏/50赫兹，输出直流电9伏）DC9V	5.0VA	非对称双向脉冲波	最大输出功率0.3VA（250Ω）	1～100Hz（可调节）	NS	≤10mA（250Ω）	0.2ms±30%		50mm×50mm		NS	NS	NS	NS

110

续表

序号	规格	刺激部位	电源提供	输入电源	输出脉冲波形	输出电源	输出脉冲频率	输出电压峰值	输出电流限值	输出波宽	单个脉冲的最大能量	皮肤电极	输出偏差	电流密度	电极连接线长度	电极连接线横截面积	电极面积
18	DJT-D10	耳部和非耳部	AC220V 50Hz	NS	NS	NS	<350Hz±15%	NS	NS	200μs±15%	NS	NS	NS	NS	NS	NS	NS
19	QZT-9E	耳部;非耳部;非头部	DC4.5±0.5V	NS	非对称脉冲波	1.1VA(500Ω)	3~2000Hz	≤60V_{P-P}	≤10mA(500Ω),误差小于±10%	NS	NS	参考电极(手持)长度15mm,直径4mm,探测电极长度17mm	NS	NS	1.52m	直径3mm	探测电极直径2mm
20	MH-Ⅰ	耳部	DC6V	NS	NS	最大功率6VmA(至少6kΩ)	1~100Hz	NS	≤1mA(最大6KΩ)	NS	NS	NS	NS	NS	1.52m	直径3mm	电夹接触面直径7mm
21	MH-Ⅱ	耳部	DC3V	NS	NS	NS	1~100Hz	NS	≤1mA	NS	NS	参考电极(手持)长度9.1cm,直径5mm,探测电极长度4.5cm	NS	NS	NS	直径3mm	探测电极直径2.2mm

111

续表

序号	规格		刺激部位	电源提供	输入电源	输出脉冲波形	输出电源	输出脉冲频率	输出电压峰值	输出电流限值	输出波宽	单个脉冲的最大能量	皮肤电极	输出偏差	电流密度	电极连接线长度	电极连接线横截面积	电极面积
22	SZF		耳部	DC5V	NS	NS	NS	NS	额定电压3.3伏,恒压,80~90g	≤30μA	NS	≤100mJ	NS	NS	NS	NS	NS	大于3 cm²
23	XS-100A		耳部	DC6V (4 AG3 1.5 V button cell)	NS	NS	NS	NS	NS	静态（无信号）电流≤10mA 工作电流≤20mA 探测电阻Rx最大敏感度10M	NS	NS	NS	NS	NS	NS	NS	NS
24	AcuHealth Professional 900	搜索模式	耳部和头部	0.15~4V	NS	NS	NS	200~2000 Hz	NS	NS	0.3~3.6ms	NS	NS	NS	NS	NS	NS	NS
		刺激模式		0~8.8V	NS	NS	NS	2.5Hz	NS	最小电流6~8mA (10~100KΩ);最大电流85~600mA (100kΩ)	300~330ms	NS	NS	NS	NS	NS	NS	NS
25	MEDKINETIC		耳部	NS	NS	NS	NS	0~100Hz	NS	0.10~9.5mA (500Ω)	0.02ms~0.90ms	NS	NS	NS	NS	NS	NS	NS

注：NS（not stated）即未查到。

第二节　经皮耳穴迷走神经刺激术国际标准的制定

2020 年 12 月，根据《2021 年度 ISO 中医药国际标准中方后备项目申报指南》的相关规定，课题组正式提交《经皮耳穴迷走神经电刺激仪》中方后备项目，该项目顺利通过遴选，正式作为我国 2021 年度提案提交至 ISO/TC249 第十一次全体会议。2021 年 1 月 27 日在中国中医科学院针灸研究所与德国 Neuropix 公司技术顾问 Dr.Ko 讨论了标准草案。2021 年 6 月 10 日，参加了 ISO/TC249/WG4 第十八次会议（在 ISO/TC249 第十一次全体会议期间举行），通过线上会议，汇报了经皮耳穴迷走神经刺激仪的提案并进行了答辩。2021 年 11 月 2 日通过线上会议，课题组与韩国专家 Heejung Kang 讨论并完善标准草案内容。2021 年 11 月 22 日通过线上会议，课题组与 WG4 召集人、秘书及 Kang 讨论修改进展。韩方专家建议，将范围扩展至经皮穴位电刺激，包括体穴和耳穴。2022 年 3 月至 4 月进行了第 2 次市场调查、2022 年 7 月至 12 月进行了第 3 次市场调查。2022 年 10 月及 2023 年 1 月参加了工作组会议。2023 年 6 月，赴上海参加了 ISO/TC249/WG4 第二十三次会议（在 ISO/TC249 第十三次全体会议期间举行），顺利获得 ISO/TC249 专家认可，主要包括以下 3 点决议：①决议修改后启动立项投票；②标准范围从耳穴拓展为全身穴位；③正式增加韩国专家 Heejung Kang 为联合提案人。2024 年 1 月 3 日至 3 月 27 日，项目进行了立项投票，共有 12 个国家投赞成票，赞成率 100%，其中 6 个国家提名专家参与（包括中国），符合立项要求，该项目正式立项。投票过程中，共收到 39 条意见，其中韩国 32 条，澳大利亚 7 条。

2024 年 4 月 10 日、17 日，召开了两次国内专家研讨会，就投票过程中各国专家意见及后续工作策略方案进行了研讨。2024 年 4 月 20 日，与韩国联合提案人 Heejung Kang 就所有投票意见进行了逐条讨论，各方达成重要共识，成功推动项目列入 WG4 第二十五次会议议程。

2024 年 5 月 28 日，与加拿大专家袁晓宁就标准草案及参加 WG4 第二十五次会议的可能问题进行了咨询。2024 年 6 月 2 日至 7 日，荣培晶研究员带领中国中医科学院代表团赴澳大利亚悉尼参加了 ISO/TC249 第十四次全体会议及 WG4 第二十五次会议。主办方：澳大利亚标准协会、澳大利亚国家辅助医学研究院健康研究所和西悉尼大学。会议地点：西悉尼大学帕拉马塔校区。邀请方：澳大利亚标准协会。本次会议来自中国、澳大利亚、德国、日本、韩国等 14 个成员国，国际标准化组织包装技术委员会（ISO/TC122）、健康信息委员会（ISO/TC215）、老龄化社会技术委员会（ISO/TC314）、世界针灸学会联合会（WFAS）、世界中医药学会联合会（WFCMS）作为联络组织列席了会议，参会代表共计 196 人。中方代表团由来自北京、天津、河北等 13 个省（市、自治区）的 93 名专家组成，其中 49 名专家赴悉尼参加了本次全体会议。荣培晶研究员作为项目提案人，在 WG4 会议上推进《中医药—经皮穴位电刺激仪基本安全和重要性能的通用要求》。会前及会中，与韩国联合提案人（Heejung KANG）就技术内容修改进行了充分沟通，并与韩国专家（Sanghun LEE）、澳大利亚专家（Chris ZASLAWSKI）、加拿大专家（James YUAN）就项目整体情况进行了沟通，得到了上述专家的支持。对汇报 PPT 进行了 3 稿的修改完善。会议成果：会上《中医药—经皮穴位电刺激仪基本安全和重要性能的通用要求》项目以无异议通过决议，顺利推进至下一阶段。比计划提前 8 个月完成阶段目标。

第四章
总结与展望

第一节　经皮耳穴迷走神经刺激术的国际地位及挑战

taVNS 是一种通过耳部皮肤刺激迷走神经的非侵入性治疗方法。近年来，taVNS 作为治疗抑郁、焦虑和慢性疼痛等多种疾病的方法逐渐受到关注。然而，由于 taVNS 是一种新兴且快速发展的治疗方法，围绕其仍存在一些混淆。例如，用于描述迷走神经耳支刺激的术语和刺激参数缺乏一致性。此外，尽管 taVNS 的应用范围日益扩大，但其潜在机制仍有许多未知之处。因此，全面了解当前 taVNS 研究现状并确定关键研究任务，尤其是在其发展初期，是至关重要的。

我们于 2023 年 1 月 15 日系统性地检索了 Web of Science 核心合集（WoSCC）数据库，包括 SCI-EXPANDED，使用了以下检索词组：（vagus nerve stimulation OR vagal nerve stimulation OR vagal afferent nerve stimulation OR VNS）AND（transcutaneous OR transdermal OR noninvasive OR non-invasive OR tVNS OR t-VNS OR taVNS OR ta-VNS OR auricular OR aVNS OR AVNS）AND（English[Language]）。文献类型限定为文章或综述，出版时间范围设定为 2000 年至 2022 年。为了识别潜在符合条件的研究，独立筛选了所有标题和摘要。任何分歧均通过讨论和达成共识来解决。检索词和纳入标准来自之前发表的文献。表 4-1 展示了检索策略和结果。

表 4 - 1　检索策略

Set	Result	Search query
#1	8238	TS (Topic Search) = (vagus nerve stimulation OR vagal nerve stimulation OR vagal afferent nerve stimulation)
#2	229132	TS = (transcutaneous OR transdermal OR noninvasive OR non-invasive OR tVNS OR t-VNS OR taVNS OR ta-VNS OR auricular OR aVNS OR AVNS)
#3	1218	#1 AND #2
#4	1202	#3 AND English (Language)
#5	906	#4 AND Article or Review (document type)
#6	903	#5 NOT 2023 (year)
#7	523	Screen all the titles and abstracts to identify potentially eligible studies and select studies based on the full text

我们使用 VOSviewer 软件（版本 1.6.18，荷兰莱顿大学）对 2000 年至 2022 年发表的 523 篇与 taVNS 相关的出版物进行了文献计量分析。我们还利用 VOSviewer 基于国家 / 机构 / 作者的合作关系、期刊 / 参考文献的共被引关系、文献引用以及关键词共现分析构建了网络。为了呈现最相关的关键词，我们使用了三种可视化方式（网络可视化、叠加可视化和密度可视化），并聚焦于出现次数超过五次的关键词。

我们使用 Microsoft Excel 2019（Microsoft 公司，雷德蒙德，华盛顿，美国）管理数据，创建图表和数据表，并计算了每年的总引用次数。此外，我们还使用 Microsoft Excel 2019 评估了国家 / 地区及机构的年度出版模式，以及不同主要主题的最高被引出版物的时间趋势。为了确定我们研究中所包含出版物的影响力，我们从 2021 年的《期刊引证报告》（*Journal Citation Reports*，JCR，Clarivate Analytics，费城，美国）中收集了期刊的影响因子。

一、引用次数与发表时间

在 2000 年至 2022 年期间，我们从 WoSCC 数据库中共检索到 523 篇相关出版物，其中包括 399 篇文章（占 76.3%）和 124 篇综述（占 23.7%）。这些出版物迄今为止共被引用 11 368 次，平均每篇文章被引用 21.74 次。这些出版物来自 51 个国家 /

地区、810 个机构、2203 位作者和 228 种期刊。如图 4-1 所示，从 2012 年开始，年度出版量呈现出快速增长的趋势。此外，自 2012 年以来，这些出版物的引用次数逐年增加。

在 2000 年至 2022 年期间，共检索到 523 篇与 taVNS 相关的文献。在此期间，该领域的全球出版物呈现出强劲的增长趋势：尽管在 2000 年仅发表了 1 篇文章（占比 0.19%），但在 2022 年则发表了 124 篇。逻辑回归模型生成的时间曲线表明，该领域经历了全球出版量持续增长的阶段。

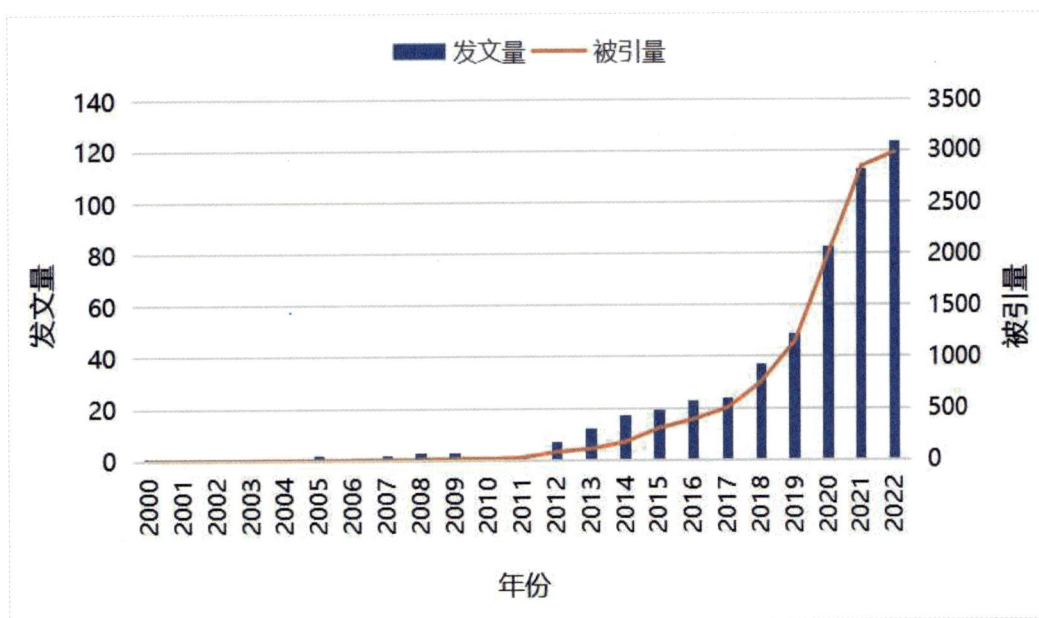

图 4 - 1　年度出版物和引用次数的趋势

二、国家 / 地区和机构的分布

图 4-2A 突出了在该领域发表最多文献的 15 个国家的贡献情况。圆圈的大小与每个国家 / 地区的出版物数量相对应。共有 51 个国家和地区贡献了出版物。其中，中国的出版物数量最多，共有 150 篇，占文章总数的 28.68%。紧随其后的是美国，发表了 139 篇（占比 26.58%），德国排名第三，发表了 128 篇（占比 24.47%）。其他显著的贡献者包括：英国（40 篇，占比 7.65%）、比利时（39 篇，占比 7.46%）、意大利（33 篇，占比 6.31%）、荷兰（33 篇，占比 6.31%）、奥地利（27 篇，占比 5.16%）、法国（19 篇，占比 3.63%）、加拿大（15 篇，占比 2.87%）、丹麦（15

篇，占比 2.87%）、西班牙（14 篇，占比 2.68%）、韩国（13 篇，占比 2.49%）、瑞士（13 篇，占比 2.49%）和巴西（12 篇，占比 2.29%）。

图 4-2A 突出了在该领域发表最多文献的 15 个国家的贡献情况。圆圈的大小与每个国家 / 地区的出版物数量相对应。共有 51 个国家和地区贡献了出版物。其中，中国的出版物数量最多，共有 150 篇，占文章总数的 28.68%。紧随其后的是美国，发表了 139 篇（占比 26.58%），德国排名第三，发表了 128 篇（占比 24.47%）。其他显著的贡献者包括：英国（40 篇，占比 7.65%）、比利时（39 篇，占比 7.46%）、意大利（33 篇，占比 6.31%）、荷兰（33 篇，占比 6.31%）、奥地利（27 篇，占比 5.16%）、法国（19 篇，占比 3.63%）、加拿大（15 篇，占比 2.87%）、丹麦（15 篇，占比 2.87%）、西班牙（14 篇，占比 2.68%）、韩国（13 篇，占比 2.49%）、瑞士（13 篇，占比 2.49%）和巴西（12 篇，占比 2.29%）。

图 4-2B 提供了关于一个国家 / 地区文章在其他国家 / 地区出版物中的总引用次数的信息。来自德国的研究获得了最多的引用（3905 次引用），其次是中国（2658 次引用）、美国（2058 次引用）、英国（1176 次引用）、丹麦（987 次引用）、荷兰（869 次引用）、比利时（868 次引用）、意大利（791 次引用）、法国（600 次引用）、奥地利（559 次引用）、瑞士（476 次引用）、加拿大（465 次引用）、韩国（443 次引用）、西班牙（331 次引用）和巴西（291 次引用）。共著分析研究了 23 个发表了五篇以上文献的国家（见图 2C）。共著关系强度最高的 5 个国家分别是美国（共著强度 =123 次）、德国（116 次）、比利时（78 次）、意大利（63 次）和中国（60 次）。图 2B 提供了关于一个国家 / 地区文章在其他国家 / 地区出版物中的总引用次数的信息。

共著分析研究了 23 个发表了 5 篇以上文献的国家（见图 4-2C）。共著关系强度最高的五个国家分别是美国（共著强度 =123 次）、德国（116 次）、比利时（78 次）、意大利（63 次）和中国（60 次）。

共识别出 765 个机构为 taVNS 研究的贡献者。其中，中国中医科学院以 51 篇出版物（占文章总数的 9.75%）位居榜首，紧随其后的是首都医科大学（24 篇，占比 4.59%）、哈佛医学院（23 篇，占比 4.40%）、莱顿大学（21 篇，占比 4.02%）和俄克拉荷马大学（16 篇，占比 3.10%）。

我们分析了 56 个发表了 5 篇以上文献的机构的共著情况（见图 4-2D）。排除未连接的 1 个项目后，其他机构的合作情况得以揭示。共著关系强度最高的 5 个机构分别是中国中医科学院（共著强度 =59 次）、首都医科大学（33 次）、莱顿大学（33

次）、哈佛医学院（27次）和维也纳医科大学（22次）。

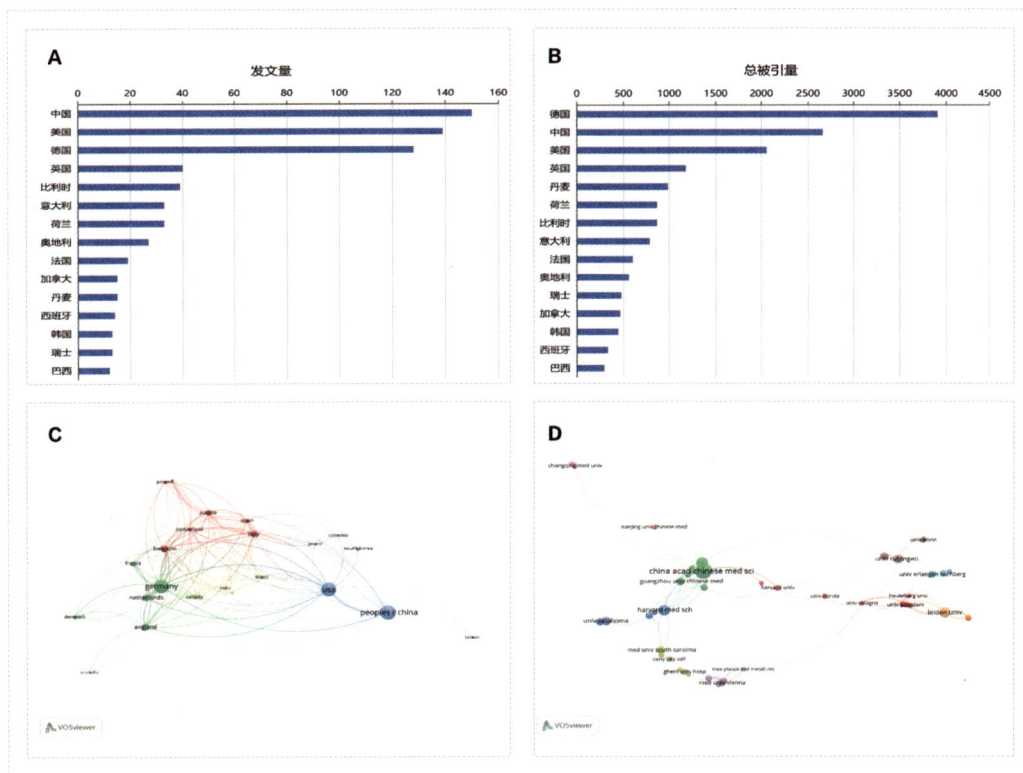

A.发表最多文献的15个国家；B.一个国家/地区的文章在其他国家/地区出版物中的总引用次数；C.文章在超过5篇出版物中被共同引用的国家/地区的网络图；D.文章在超过5篇出版物中被共同引用的机构的网络图

图4-2　taVNS总引用次数及相关信息

三、期刊和研究领域分析

　　共有523篇文章发表在228本期刊上。表4-2列出了发表taVNS相关文章最多的10本期刊。其中，Brain Stimulation发表了最多的文章（32篇，占所有文章的6.12%），其次是Frontiers in Neuroscience（29篇，占5.55%）、Autonomic Neuroscience: Basic and Clinical（22篇，占4.21%）、Frontiers in Human Neuroscience（14篇，占2.68%）和Scientific Reports（13篇，占2.49%）。共引分析确定了87本在超过50篇出版物中被共同引用的期刊。表4-2列出了发表taVNS相

表 4 - 2　最受欢迎和被引用次数最多的 10 本期刊

Rank	Popular journals	Records (*n*)	2021 impact factor	2021 JCR partition	Most-cited journals	Citations	2021 impact factor	2021 JCR partition
1	*Brain Stimulation*	32	9.184	Q1	*Brain Stimulation*	1823	9.184	Q1
2	*Frontiers in Neuroscience*	29	5.152	Q2	*Epilepsia*	742	6.74	Q1
3	*Autonomic Neuroscience: Basic and Clinical*	22	2.355	Q4	*Neurology*	599	12.258	Q1
4	*Frontiers in Human Neuroscience*	14	3.473	Q3	*Journal of Neural Transmission*	460	3.85	Q2
5	*Scientific Reports*	13	4.997	Q2	*Brain Sciences*	455	3.333	Q3
6	*Frontiers in Neurology*	11	4.086	Q2	*PLOS One*	436	3.752	Q2
7	*Neuromodulation*	11	3.025	Q3	*Biological Psychiatry*	430	12.81	Q1
8	*PLOS One*	11	3.752	Q2	*Cephalalgia*	409	6.075	Q1
9	*Frontiers in Physiology*	10	4.755	Q1	*Frontiers in Neuroscience*	359	5.152	Q2
10	*Brain Sciences*	9	3.333	Q3	*Neuromodulation*	354	3.025	Q3

关文章中被引用次数最多的 10 本期刊。Brain Stimulation 获得了最多的引用（1823次引用），其次是 Epilepsia（742 次引用）、Neurology（599 次引用）、Journal of Neural Transmission（460 次引用）和 Brain Research（455 次引用）。

所鉴别的出版物被归类到 56 个研究领域中。代表性最强的研究领域是神经科学/神经学，共有 303 篇记录，占所有文章的 57.94%。其次是心理学（43 篇，占8.22%）、研究实验医学（35 篇，占 6.69%）、精神病学（32 篇，占 6.12%）和心血管系统/心脏病学（31 篇，占 5.93%，见表 4-3）。

表 4 - 3　代表性最强的 10 个研究领域

Rank	Research area	Records (*n*)	%(of 523)
1	Neurosciences neurology	303	57.93
2	Psychology	43	8.22
3	Research experimental medicine	35	6.69
4	Psychiatry	32	6.12
5	Cardiovascular system cardiology	31	5.93
6	Physiology	28	5.35
7	Science technology	28	5.35
8	Engineering	22	4.21
9	General internal medicine	22	4.21
10	Behavioral sciences	21	4.02

期刊和研究领域的分析提供了对 taVNS 研究出版格局的理解，突出了该领域的主要期刊和研究社区中的主要关注领域。对于希望探索现有文献并在特定研究领域中寻找合作机会的研究人员来说，这些信息可能非常有价值。

四、作者分析

从发表数量来看，荣培晶是产出最多的作者，共发表了 47 篇文章（占总数的8.99%），其次是李少源（21 篇，占 4.02%）、方继良（21 篇，占 4.02%）、朱兵（19

篇，占 3.63%）和 Kaniusas Eugenijus（16 篇，占 3.6%，见图 4-3A）。在他人 taVNS
研究中获得引用次数方面，荣培晶排名第一（1168 次引用），其次是朱兵（1109 次
引用）、Ellrich Jens（937 次引用）、孔健（727 次引用）和方继良（660 次引用），
见图 4-3B。

我们分析了共著次数超过 5 篇的 81 位作者（见图 4-3C）。排除未连接的 41 项
后，展示了 40 位作者的合作情况（见图 4-3D）。共著关系强度最高的五位作者分
别是荣培晶（共著强度 =201 次）、李少源（111 次）、方继良（109 次）、朱兵（88
次）和李亮（83 次）。

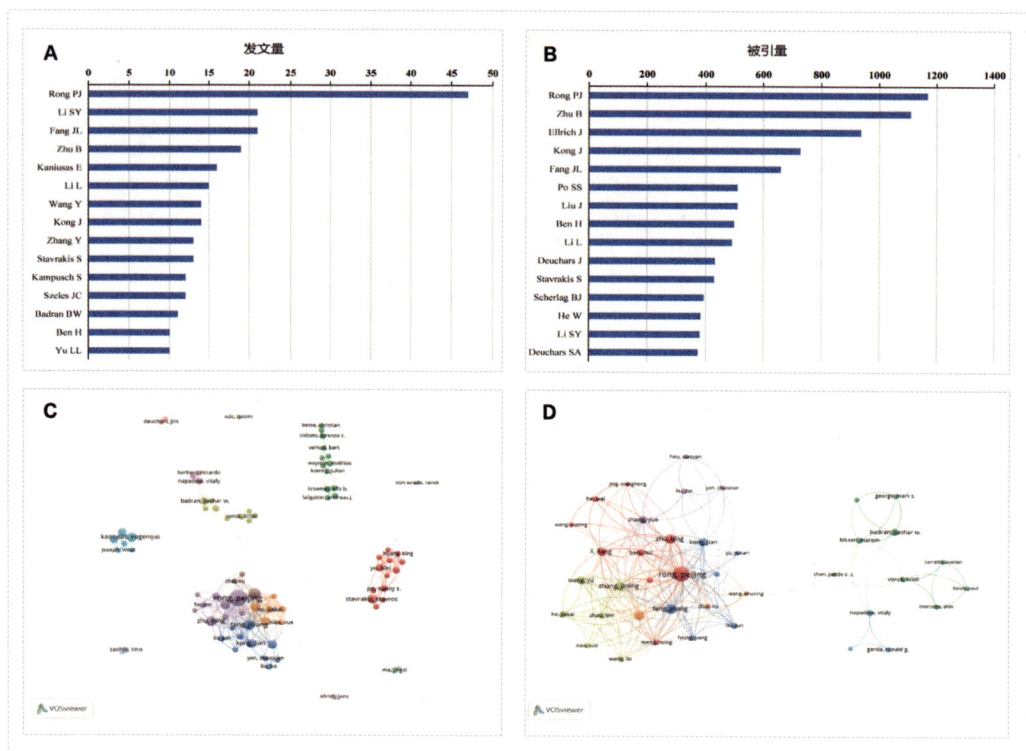

图 4-3 对 taVNS 研究作出贡献的作者

A. 发表最多文章的 15 位作者；B. 被引用次数最多的 15 位作者的总引用次数；C. 在超过 5 篇出版物中被
共同引用的作者的网络图；D. 排除 41 个未连接项后，在超过 5 篇出版物中被共同引用的作者的网络图

五、引用和共引分析

引用分析显示，有 73 篇文章被引用超过 50 次。排除一篇未连接的文献后，揭

示了 72 篇文章的合作网络（见图 4-4A）。表 4-4 列出了引用次数最多的 10 篇文章。文章 "Non-Invasive Access to the Vagus Nerve Central Projections via Electrical Stimulation of the External Ear: fMRI Evidence in Humans"（Frangos et al., 2015）获得了 315 次引用。而 "BOLD fMRI Deactivation of Limbic and Temporal Brain Structures and Mood Enhancing Effect by Transcutaneous Vagus Nerve Stimulation"（Kraus et al., 2007）获得了 236 次引用。第三多引用的文章是 "Anti-Inflammatory Properties of the Vagus Nerve: Potential Therapeutic Implications of Vagus Nerve Stimulation"（Bonaz et al., 2016），获得了 220 次引用。

表 4 - 4　被引用次数最多的 10 篇 taVNS 文章的分析

Rank	Title	Authors	Source	Publication year	Citations (*n*)
1	Non-Invasive Access to the Vagus Nerve Central Projections via Electrical Stimulation of the External Ear: fMRI Evidence in Humans	Frangos *et al.*, 2015	*Brain Stimulation*	2015	315
2	BOLD fMRI Deactivation of Limbic And Temporal Brain Structures and Mood Enhancing Effect by Transcutaneous Vagus Nerve Stimulation	Kraus *et al.*, 2007	*Journal of Neural Transmission*	2007	236
3	Anti-Inflammatory Properties of the Vagus Nerve: Potential Therapeutic Implications of Vagus Nerve Stimulation	Bonaz *et al.*, 2016	*Journal of Physiology*	2016	220

Rank	Title	Authors	Source	Publication year	Citations (*n*)
4	Non-Invasive Vagus Nerve Stimulation in Healthy Humans Reduces Sympathetic Nerve Activity	Clancy *et al.*, 2017	*Brain Stimulation*	2017	215
5	Optimization of Transcutaneous Vagus Nerve Stimulation Using Functional MRI	Yakunina *et al.*, 2017	*Neuromodulation*	2017	176
6	Low-Level Transcutaneous Electrical Vagus Nerve Stimulation Suppresses Atrial Fibrillation	Stavrakis *et al.*, 2015	*Journal of the American College of Cardiology*	2015	172
7	CNS BOLD fMRI Effects of Sham-Controlled Transcutaneous Electrical Nerve Stimulation in the Left Outer Auditory Canal – A Pilot Study	Kraus *et al.*, 2013	*Brain Stimulation*	2013	169
8	Transcutaneous Vagus Nerve Stimulation Modulates Default Mode Network in Major Depressive Disorder	Fang *et al.*, 2016	*Biological Psychiatry*	2016	168

续表

Rank	Title	Authors	Source	Publication year	Citations (*n*)
9	A Novel Transcutaneous Vagus Nerve Stimulation Leads to Brainstem and Cerebral Activations Measured by Functional MRI / Funktionelle Magnetresonanztomographie zeigt Aktivierungen des Hirnstamms und weiterer zerebraler Strukturen unter transkutaner Vagusnervstimulation	Dietrich *et al.*, 2008	*Biomedical Engineering / Biomedizinische Technik*	2008	160
10	Surgically Implanted and Non-Invasive Vagus Nerve Stimulation: A Review of Efficacy, Safety and Tolerability	Ben-Menachem *et al.*, 2015	*European Journal of Neurology*	2015	159

我们分析了 30 篇在超过 50 篇出版物中被共同引用的文章（见图 4-4B）。表 5 列出了获得最多引用的 10 篇文章。获得最多引用的五篇文章分别是：Peuker ET（2002 年，Clinical Anatomy；213 次引用）、Frangos E（2015 年，Brain Stimulation；170 次引用）、Kraus T（2007 年，Journal of Neural Transmission；141 次引用）、Yakunina N（2017 年，Neuromodulation；124 次引用）和 Kraus T（2013 年，Brain Stimulation；116 次引用）。

表 4-5　taVNS 研究中被引用文献的前十次共引分析

Rank	Title	Authors	Source	Publication year	Citations (*n*)
1	The Nerve Supply of the Human Auricle	Peuker *et al.*, 2002	*Clinical Anatomy*	2002	213

Rank	Title	Authors	Source	Publication year	Citations (*n*)
2	Non-Invasive Access to the Vagus Nerve Central Projections via Electrical Stimulation of the External Ear: fMRI Evidence in Humans	Frangos *et al.*, 2015	*Brain Stimulation*	2015	170
3	BOLD fMRI Deactivation of Limbic and Temporal Brain Structures and Mood Enhancing Effect by Transcutaneous Vagus Nerve Stimulation	Kraus *et al.*, 2007	*Journal of Neural Transmission*	2007	141
4	Optimization of Transcutaneous Vagus Nerve Stimulation Using Functional MRI	Yakunina *et al.*, 2017	*Neuromodulation*	2017	124
5	CNS BOLD fMRI Effects of Sham-Controlled Transcutaneous Electrical Nerve Stimulation in the Left Outer Auditory Canal – A Pilot Study	Kraus *et al.*, 2013	*Brain Stimulation*	2013	116
6	Non-Invasive Vagus Nerve Stimulation in Healthy Humans Reduces Sympathetic Nerve Activity	Clancy *et al.*, 2014	*Brain Stimulation*	2014	106

续表

Rank	Title	Authors	Source	Publication year	Citations (*n*)
7	A Novel Transcutaneous Vagus Nerve Stimulation Leads to Brainstem and Cerebral Activations Measured by Functional MRI / Funktionelle Magnetresonanztomographie zeigt Aktivierungen des Hirnstamms und weiterer zerebraler Strukturen unter transkutaner Vagusnervstimulation	Dietrich *et al.*, 2008	*Biomedical Engineering / Biomedizinische Technik*	2008	104
8	Neurophysiologic Effects of Transcutaneous Auricular Vagus Nerve Stimulation (taVNS) via Electrical Stimulation of the Tragus: A Concurrent taVNS/fMRI Study and Review	Badran *et al.*, 2018	*Brain Stimulation*	2018	90
9	Transcutaneous Vagus Nerve Stimulation Modulates Default Mode Network in Major Depressive Disorder	Fang *et al.*, 2016	*Biological Psychiatry*	2016	82
10	Transcutaneous Vagus Nerve Stimulation (t-VNS) in Pharmacoresistant Epilepsies: A Proof of Concept Trial	Stefan *et al.*, 2012	*Epilepsia*	2012	82

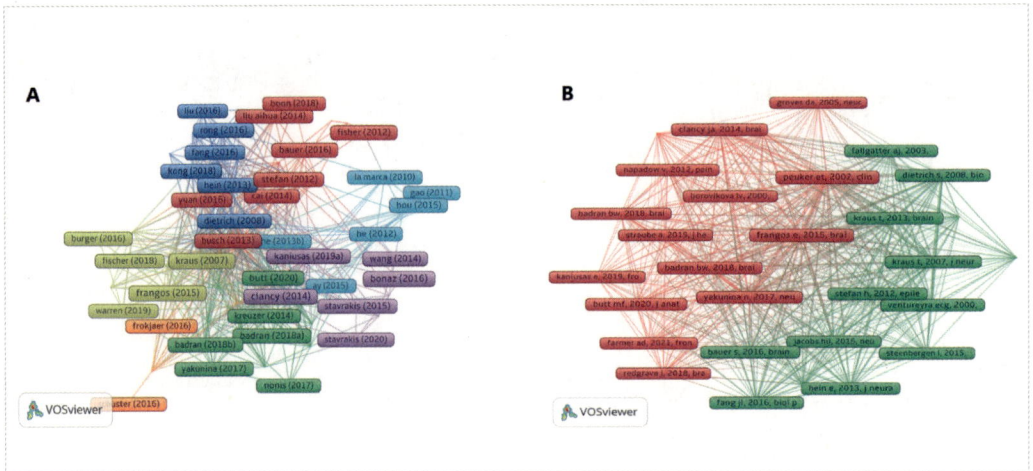

A.获得超过50次引用的文章的网络图；B.在超过50篇出版物中被共同引用的文章的网络图

图4-4 引用和共引分析

六、关键词和主题分析

我们分析了总共 68 个出现超过 5 次的作者关键词（见图 4-5A）。在图 4-5B 的关键词映射中，颜色表示了这些关键词的平均发表年份。大多数关键词发表于 2019 年之后，并以绿色或黄色标记。图 4-5C 中的密度可视化显示了相同的关键词，但根据它们出现的频率进行映射。在识别出的作者关键词中，出现次数最多的 5 种疾病是抑郁症（26 次）、癫痫（23 次）、中风（17 次）、康复（11 次）和偏头痛（11 次）。

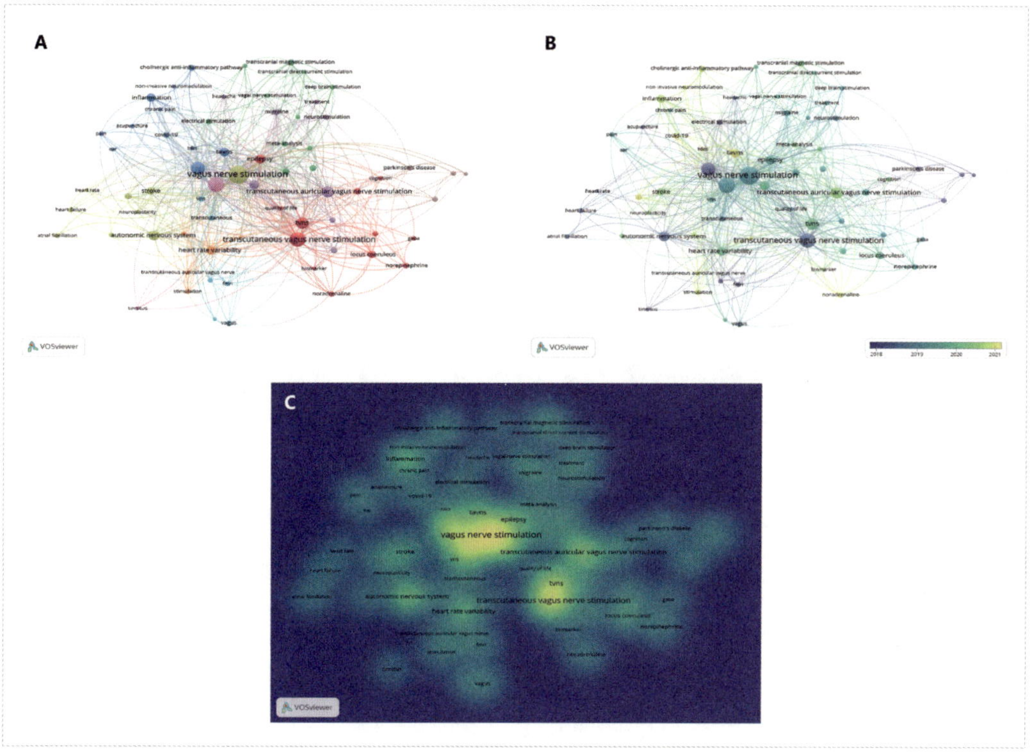

A.文章关键词的映射；B.根据平均发表年份的关键词分布（蓝色：较早；黄色：较晚）；C.根据平均出现频率的关键词分布，黄色标记的关键词出现频率最高

图4-5　作者关键词的共现分析

七、经皮耳穴迷走神经刺激术的国际研究进展

自2000年开始，该研究领域经历了显著的扩展，年度出版物产出持续增加，尤其是自2012年以来，研究势头明显增强。这一趋势表明，taVNS作为一种潜在的治疗干预手段，正受到越来越多的关注和认可。最初，taVNS主要作为VNS治疗癫痫的替代疗法进行探索。然而，其应用范围已扩展至包括抑郁症、中风康复期、疼痛、失眠、认知障碍、心血管疾病、糖代谢紊乱、耳鸣等。研究领域的多样化反映了taVNS作为一种治疗方法的广泛潜力和多功能性。

在国家共著分析中，中国成为发表文章数量最多的国家。这一发现凸显了中国机构在taVNS研究领域的积极参与和显著成果。另外，德国在引用次数方面表现突出，这表明德国在该领域的贡献得到了广泛认可。分析还显示，在过去20年中，美国和英国的研究数量显著增加，伴随着引用次数的相应增加。这表明这些国家的研究人员对 taVNS 研究的兴趣和参与度不断提高，并为该领域做出了重要贡献。在机构中，中国中医科学院脱颖而出，成为产出最多的机构，表明其在 taVNS 研究中的积极参与和显著产出。此外，该机构的高共著关系强度表明其在该领域与其他机构具有强大的合作网络。

跨学科和国际合作在推动 taVNS 研究方面发挥着重要作用。目前，各国之间的合作并不紧密，不同国家的研究团队在 taVNS 研究中展现了独特的研究思路和关注点。中国中医科学院的荣培晶是发表文章最多且被引用次数最多的作者。她的临床试验证实了 taVNS 在治疗癫痫、抑郁症、失眠、认知障碍和代谢紊乱等多种疾病中的有效性和安全性。为了促进未来 taVNS 的发展，她最近提出了建立更广泛的 taVNS 标准的策略，包括命名和设备标准。维也纳理工大学的 Kaniusas Eugeniju 从工程学角度为丰富 taVNS 研究做出了贡献，尤其是在计算机建模作为优化 taVNS 工具的领域。哈佛医学院的 Vitaly Napardow 开发了一种结合深呼吸与 taVNS 刺激的设备，称为呼吸辅助迷走神经刺激设备。德国波恩大学精神病学与心理治疗教授 Nils B. Kroemer 的主要贡献是他对 taVNS 对奖励处理和动机影响的研究。确实，这些作者和其他研究人员的多样化专业知识极大地丰富了 taVNS 研究领域，为进一步研究和更广泛的临床应用铺平了道路。希望能够在具有共同目标和兴趣的研究团队之间促进更多的合作，以应对挑战并探索 taVNS 研究的新领域。

第二节　经皮耳穴迷走神经刺激术的发展前景与挑战

一、经皮耳穴迷走神经刺激术的发展前景

尽管 taVNS 展现出良好的应用前景，但要全面理解其作用机制并实现临床推广，还需要在多个关键科学问题上进一步探索。

首先，未来研究应着重于揭示 taVNS 在个体化治疗中的应用潜力。由于内分泌疾病的复杂性和多样性，不同患者的生理反应和病理机制可能存在显著差异。因此，研究应关注如何通过 taVNS 实现个体化治疗。例如，基于生物标志物的分析，可以帮助识别哪些患者最有可能对 taVNS 产生积极反应，并根据患者的具体内分泌失调类型（如甲状腺功能异常、糖尿病等）定制个性化的刺激参数。这不仅能提高治疗的

有效性，还能减少潜在的副作用。

其次，跨学科研究应得到加强，特别是在 taVNS 与其他治疗手段的联合应用方面。内分泌疾病往往需要多学科协作进行管理，taVNS 作为一种非侵入性治疗手段，可以与药物治疗、行为疗法或其他物理治疗手段相结合。未来的研究应探索 taVNS 与这些治疗方法的协同作用，评估其在多模态治疗方案中的位置和作用机制。这种跨学科的研究不仅可以提高治疗效果，还可能揭示 taVNS 在内分泌疾病综合管理中的新角色。

再次，研究还应着眼于技术创新，推动 taVNS 设备和方法的优化。现有的 taVNS 设备主要基于外部电极贴片进行神经刺激，但未来的研究可以探索更精准、更便携的刺激方法，例如微型化设备或可穿戴技术，这些创新将提高患者的依从性和生活质量。此外，研究还可以探索通过增强刺激特异性或结合神经成像技术来提高治疗的精确性，有助于实现更精准的神经调节。

最后，生物信息学和大数据技术的应用可能为 taVNS 的研究提供新的视角。通过大规模数据分析，研究者可以从多个维度（如基因组学、代谢组学等）系统地探索 taVNS 的作用机制及其在不同人群中的疗效差异。这些数据不仅能帮助识别新的治疗靶点，还能为 taVNS 的个体化治疗提供有力支持。此外，人工智能技术的引入可以加速数据分析和模式识别，帮助研究者更快速、更准确地解读复杂的数据集，推动 taVNS 研究的进展。

综上所述，未来关于耳穴迷走神经刺激在内分泌调节中的研究应聚焦于个体化治疗、长期应用的安全性与有效性、跨学科联合治疗、技术创新，以及生物信息学与大数据技术的应用。这些研究方向不仅能深化我们对 taVNS 的理解，还将推动这一技术在内分泌疾病管理中的广泛应用，为患者提供更安全、有效的治疗选择。

二、经皮耳穴迷走神经刺激术面临的挑战

taVNS 作为一种新兴的非侵入性治疗方法，虽然在多种疾病的治疗中展现了广泛的潜力，但其应用和研究仍然面临诸多挑战。

（一）机制不明

尽管 taVNS 在临床试验中已显示出一定的疗效，但其具体作用机制仍不完全清楚。taVNS 如何通过刺激迷走神经耳支影响中枢神经系统和外周器官的功能，以及其作用机制的复杂性和多样性，仍需进一步研究。这一问题的解决对于优化治疗参数和

提高疗效至关重要。

（二） 标准化问题

目前，taVNS 的术语、刺激参数（如频率、强度、持续时间）和设备的标准化仍然存在问题。不同研究使用的参数差异较大，这不仅影响了研究结果的可比性，也限制了 taVNS 在临床实践中的推广应用。因此，建立统一的操作规范和设备标准成为未来发展的关键。

（三） 临床应用的局限性

尽管 taVNS 在抑郁症、癫痫等疾病的治疗中显示了效果，但其在更广泛的临床应用中仍面临挑战。一方面，taVNS 的疗效可能因个体差异而显著不同，导致某些患者对治疗的反应不佳；另一方面，关于其长期疗效和安全性的研究仍然有限，这使得临床医生在广泛推广应用时持谨慎态度。

（四） 技术和设备的局限性

当前用于 taVNS 的设备多为便携式或手持式，但其操作复杂度和患者依从性仍存在改进空间。此外，设备的制造成本和使用便捷性也可能限制其在基层医疗机构中的推广。这些技术和设备上的局限性需要通过研发更先进、智能化和经济实用的 taVNS 设备来解决。

（五） 国际合作与研究的局限

目前，taVNS 的研究主要集中在少数国家，且国际研究合作相对有限。不同国家的研究团队往往独立开展研究，缺乏统一的研究方向和目标。加强国际学术交流与合作，有助于推动 taVNS 的全球化应用，并促进该领域研究的进一步深入。

（六） 伦理和法规问题

随着 taVNS 的应用范围逐渐扩大，其在伦理和法律层面也面临一些挑战。包括患者隐私保护、设备使用的合法性，以及不同国家和地区对于新兴治疗技术的监管规定等。这些问题的解决需要在技术发展与法律法规之间找到平衡，以确保 taVNS 的安全和有效应用。

— 参考文献 —

1. Limanaqi F, Biagioni F, Gaglione A, et al. A sentinel in the crosstalk between the nervous and immune system: the (immuno)-proteasome. Front Immunol. 2019,10:628.

2. Borovikova LV, Ivanova S, Zhang M, et al. Vagus nerve stimulation attenuates the systemic inflammatory response to endotoxin. Nature. 2000,405(6785):458-462.

3. Koopman FA, Chavan SS, Miljko S, et al. Vagus nerve stimulation inhibits cytokine production and attenuates disease severity in rheumatoid arthritis. Proc Natl Acad Sci USA. 2016,113(29):8284-8289.

4. Rosas BM, Ochani M, Parrish WR, et al. Splenic nerve is required for cholinergic antiinflammatory pathway control of TNF in endotoxemia. Proc Natl Acad Sci U S A. 2008,105(31):11008-11013.

5. RosasBM, Olofsson PS, Ochani M, et al. Acetylcholine-synthesizing T cells relay neural signals in a vagus nerve circuit. Science. 2011,334(6052):98-101.

6. Berthoud HR, Powley TL. Characterization of vagal innervation to the rat celiac, suprarenal and mesenteric ganglia. J Auton Nerv Syst. 1993,42(2):153-169.

7. Wang H, Yu M, Ochani M, et al. Nicotinic acetylcholine receptor alpha7 subunit is an essential regulator of inflammation. Nature. 2003,421(6921):384-388.

8. Smolen JS, Aletaha D, McInnes IB. Rheumatoid arthritis. Lancet. 2016,388(10055):1984.

9. 阎琪琪,孙诗月,谭连红,等.经皮耳穴迷走神经刺激对类风湿关节炎大鼠骨与软骨破坏的影响 [J]. 针刺研究 ,2022,47(3):237-243.

10.Lv H, Yu X, Wang P, et al. Locus coeruleus tyrosine hydroxylase positive neurons mediated the peripheral and central therapeutic effects of transcutaneous auricular vagus nerve stimulation (taVNS) in MRL/lpr mice. Brain Stimul. 2024,17(1):49-64.

11.Luo S, Meng X, Ai J, et al. Transcutaneous auricular vagus nerve stimulation alleviates monobenzone-induced vitiligo in mice. Int J Mol Sci. 2024,25(6):3411.

12.郭尚函,林炎龙,赵仓焕,等.耳穴贴压对睡眠剥夺大鼠脾脏 TLR4 信号通路关键基因 mRNA 表达的影响 [J]. 暨南大学学报 (自然科学与医学版),2015,36(4):313-318.

13.赵敬军,李源莉,张金玲,等.经皮耳迷走神经刺激对大脑中动脉栓塞模型大鼠缺血半暗带胶质纤维酸性蛋白及微管相关蛋白表达的影响 [J]. 针刺研究 ,2022,47(1):33-38.

14.Jin H, Li M, Jeong E, et al. A body-brain circuit that regulates body inflammatory responses. Nature. 2024,630(8017):695-703.

15.乔丽娜,杨海龙,谭连红,等.耳穴经皮电刺激对颞叶癫痫大鼠癫痫发作频率与海马区胶质细胞活性及炎性因子的影响 [J]. 针刺研究 ,2017,42(3):189-196.

16.陆雪,赵仓焕,利铸均,等.耳针对脑缺血后睡眠剥夺大鼠下丘脑单胺类神经递质和细胞因子 IL-1β 的影响 [J]. 暨南大学学报 (自然科学与医学版),2017,38(03):223-227.

17.Li J, Zhang K, Zhang Q, et al. PPAR-γ mediates ta-VNS-induced angiogenesis and subsequent functional recovery after experimental stroke in rats. Biomed Res Int. 2020,2020:8163789.

18.Jiang Y, Cao Z, Ma H, et al. Auricular vagus nerve stimulation exerts antiinflammatory effects and immune regulatory function in a 6-OHDA model of parkinson's disease. Neurochem Res. 2018,43(11):2155-2164.

19.Salm DC, Horewicz VV, Tanaka F, et al. Electrical stimulation of the auricular branch vagus nerve using random and alternating frequencies triggers a rapid onset and pronounced antihyperalgesia via peripheral annexin A1-Formyl peptide receptor 2/ALX pathway in a mouse model of persistent inflammatory pain. Mol Neurobiol. 2023,60(5):2889-2909.

20.Hou L, Rong P, Yang Y, et al. Auricular vagus nerve stimulation improves visceral hypersensitivity and gastric motility and depression-like behaviors via vago-vagal pathway in a rat model of functional dyspepsia. Brain Sci. 2023,13(2):253.

21.Bielefeldt K, Ozaki N, Gebhart GF. Role of nerve growth factor in modulation of gastric afferent neurons in the rat. Am J Physiol Gastrointest Liver Physiol. 2003,284(3):G499-G507.

22.周静珠, 程宏亮, 陈欢, 等. 耳电针缓解功能性消化不良大鼠胃部高敏的效应规律及对神经生长因子的影响 [J]. 现代中西医结合杂志 ,2022,31(22):3083-3089.

23.侯理伟, 荣培晶, 魏玮, 等. 经皮耳迷走神经刺激干预功能性消化不良模型大鼠的效应及机制研究（英文）[J].World Journal of Acupuncture-Moxibustion,2020,30(1):49-56.

24.Zhang W, Mou Z, Zhong Q, et al. Transcutaneous auricular vagus nerve stimulation improves social deficits through the inhibition of IL-17a signaling in a mouse model of autism. Front Psychiatry. 2024,15:1393549.

25.Rawat JK, Roy S, Singh M, et al. Transcutaneous vagus nerve stimulation regulates the cholinergic anti-inflammatory pathway to counteract 1, 2-Dimethylhydrazine induced colon carcinogenesis in albino wistar rats. Front Pharmacol. 2019,10:353.

26.Cai L, Lu K, Chen X, et al. Auricular vagus nerve stimulation protects against postoperative cognitive dysfunction by attenuating neuroinflammation and neurodegeneration in aged rats. Neurosci Lett. 2019,703:104-110.

27.Mayberg HS. Limbic-cortical dysregulation: a proposed model of depression. J Neuropsychiatry Clin Neurosci. 1997,9(3):471-481.

28. Mayberg HS, Brannan SK, Tekell JL, et al. Regional metabolic effects of fluoxetine in major depression: serial changes and relationship to clinical response. Biol Psychiatry. 2000,48(8):830-843.

29. Mayberg HS, Liotti M, Brannan SK, et al. Reciprocal limbic-cortical function and negative mood: converging PET findings in depression and normal sadness. Am J Psychiatry. 1999,156(5):675-682.

30. Schachter SC. Vagus nerve stimulaiton. 2003, Martin Dunitz.

31. Conway CR, Chibnall JT, Gebara MA, et al. Association of cerebral metabolic activity changes with vagus nerve stimulation antidepressant response in treatment-resistant depression. Brain Stimul. 2013,6(5):788-797.

32. Conway CR, Sheline YI, Chibnall JT, et al. Brain blood-flow change with acute vagus nerve stimulation in treatment-refractory major depressive disorder. Brain Stimul. 2012,5(2):163-171.

33. Conway CR, Sheline YI, Chibnall JT, et al. Cerebral blood flow changes during vagus nerve stimulation for depression. Psychiatry Res. 2006,146(2):179-184.

34. Kosel M, Brockmann H, Frick C, et al. Chronic vagus nerve stimulation for treatment-resistant depression increases regional cerebral blood flow in the dorsolateral prefrontal cortex. Psychiatry Res. 2011,191(3):153-159.

35. Ruffoli R, Giorgi FS, Pizzanelli C, et al. The chemical neuroanatomy of vagus nerve stimulation. J Chem Neuroanat. 2011,42(4):288-296.

36. Kraus T, Hosl K, Kiess O, et al. BOLD fMRI deactivation of limbic and temporal brain structures and mood enhancing effect by transcutaneous vagus nerve stimulation. J Neural Transm. 2007,114(11):1485-1493.

37. Fang JL, Hong Y, Fan YY, et al. Brain response to transcutaneous electronical stimulation on auricular concha of the healthy subjects using fMRI. Chin.J. 2014,5(6):416 - 422.

38.Fang J, Egorova N, Rong P, et al. Early cortical biomarkers of longitudinal transcutaneous vagus nerve stimulation treatment success in depression. Neuroimage Clin. 2017,14:105-111.

39.McGrath CL, Kelley ME, Holtzheimer PE, et al. Toward a neuroimaging treatment selection biomarker for major depressive disorder. JAMA Psychiatry. 2013,70(8):821-829.

40.Fang JL, Rong PJ, Hong Y, et al. Transcutaneous vagus nerve stimulation modulates default mode network in major depressive disorder. Biol Psychiatry. 2016,79(4):266-273.

41.Liu J, Fang J, Wang Z, et al. Transcutaneous vagus nerve stimulation modulates amygdala functional connectivity in patients with depression. J Affect Disord. 2016,205:319-326.

42.Slavich GM, Irwin MR. From stress to inflammation and major depressive disorder: a social signal transduction theory of depression. Psychol Bull. 2014,140(3):774-815.

43.Gold PW. The organization of the stress system and its dysregulation in depressive illness. Mol Psychiatry. 2015,20(1):32-47.

44.Rieder R, Wisniewski PJ, Alderman BL, et al. Microbes and mental health: a review. Brain Behav Immun. 2017,66:9-17.

45.Crupi R, Cuzzocrea S. Neuroinflammation and immunity: a new pharmacological target in depression. CNS Neurol Disord Drug Targets. 2016,15(4):464-476.

46.Pereira MR, Leite PE. The involvement of parasympathetic and sympathetic nerve in the inflammatory reflex. J Cell Physiol. 2016,231(9):1862-1869.

47.Bellavance MA, Rivest S. The HPA - immune axis and the immunomodulatory actions of glucocorticoids in the brain. Front Immunol. 2014,5:136.

48.Tracey KJ. Reflex control of immunity. Nat Rev Immunol. 2009,9(6):418-428.

49. Willemze RA, Luyer MD, Buurman WA, et al. Neural reflex pathways in intestinal inflammation: hypotheses to viable therapy. Nat Rev Gastroenterol Hepatol. 2015,12(6):353-362.

50. Borovikova LV, Ivanova S, Zhang M, et al. Vagus nerve stimulation attenuates the systemic inflammatory response to endotoxin. Nature. 2000,405(6785):458-462.

51. Browning KN, Verheijden S, Boeckxstaens GE. The vagus nerve in appetite regulation, mood, and intestinal inflammation. Gastroenterology. 2017,152(4):730-744.

52. Pavlov VA, Tracey KJ. The cholinergic anti-inflammatory pathway. Brain Behav Immun. 2005,19(6):493-499.

53. Zhao M, He X, Bi XY, et al. Vagal stimulation triggers peripheral vascular protection through the cholinergic anti-inflammatory pathway in a rat model of myocardial ischemia/reperfusion. Basic Res Cardiol. 2013,108(3):345.

54. Zhao YX, He W, Jing XH, et al. Transcutaneous auricular vagus nerve stimulation protects endotoxemic rat from lipopolysaccharide-induced inflammation. Evid Based Complement Alternat Med. 2012,2012:627023.

55. Koenig J, Kemp AH, Beauchaine TP, et al. Depression and resting state heart rate variability in children and adolescents - a systematic review and meta-analysis. Clin Psychol Rev. 2016,46:136-150.

56. Huston JM, Tracey KJ. The pulse of inflammation: heart rate variability, the cholinergic anti-inflammatory pathway and implications for therapy. J Intern Med. 2011,269(1):45-53.

57. Jarczok MN, Koenig J, Mauss D, et al. Lower heart rate variability predicts increased level of C-reactive protein 4 years later in healthy, nonsmoking adults. J Intern Med. 2014,276(6):667-671.

58. Rong P, Liu J, Wang L, et al. Effect of transcutaneous auricular vagus nerve stimulation on major depressive disorder: a nonrandomized controlled pilot study. J Affect Disord. 2016,195:172-179.

59. Trevizol A, Barros MD, Liquidato B, et al. Vagus nerve stimulation in neuropsychiatry: targeting anatomy-based stimulation sites. Epilepsy Behav, 2015,51:18.

60. Kong J, Fang J, Park J, et al. Treating depression with transcutaneous auricular vagus nerve stimulation: state of the art and future perspectives. Front Psychiatry. 2018,9:20.

61. Gerges ANH, Williams EER, Hillier S, et al. Clinical application of transcutaneous auricular vagus nerve stimulation: a scoping review. Disabil Rehabil. 2024,46(24):5730-5760.

62. Straube A, Ellrich J, Eren O, et al. Treatment of chronic migraine with transcutaneous stimulation of the auricular branch of the vagal nerve (auricular t-VNS): a randomized, monocentric clinical trial. J Headache Pain. 2015,16:543.

63. Sperling W, Reulbach U, Bleich S, et al. Cardiac effects of vagus nerve stimulation in patients with major depression. Pharmacopsychiatry. 2010,43(1):7-11.

64. Kreuzer PM, Landgrebe M, Husser O, et al. Transcutaneous vagus nerve stimulation: retrospective assessment of cardiac safety in a pilot study. Front Psychiatry. 2012,3:70.

65. Carreno FR, Frazer A. The allure of transcutaneous vagus nerve stimulation as a novel therapeutic modality. Biol Psychiatry. 2016,79(4):260-261.

66. Rong P, Liu A, Zhang J. et al. An alternative therapy for drug-resistant epilepsy: transcutaneous auricular vagus nerve stimulation. Chinese Medical Journal. 2014,127(2):300-304.

67. 罗曼, 屈箫箫, 李少源, 等. 耳穴迷走神经刺激治疗原发性失眠症及其情感障碍 35 例: 病例系列研究 [J]. 中国针灸,2017,37(03):269-273.

68. 吴瑭. 温病条辨 [M]. 北京: 科学技术文献出版社,2010.

69. 李郁, 任兴之编译. 黄帝内经 [M]. 西安: 三秦出版社,2018.

70. 成无己. 伤寒明理论 [M]. 北京: 商务印书馆,1955.

71. Briand MM, Gosseries O, Staumont B, et al. Transcutaneous auricular vagal nerve stimulation and disorders of consciousness: a hypothesis for mechanisms of action. Front Neurol. 2020,11:933.

72. Van Leusden JW, Sellaro R, Colzato LS. Transcutaneous vagal nerve stimulation (tVNS): a new neuromodulation tool in healthy humans? Front Psychol. 2015,6:102.

73. Fischer R, Ventura-Bort C, Hamm A, et al. Transcutaneous vagus nerve stimulation (tVNS) enhances conflict-triggered adjustment of cognitive control. Cogn Affect Behav Neurosci. 2018,18(4):680-693.

74. Laureys S. The neural correlate of (un)awareness: lessons from the vegetative state. Trends Cogn Sci. 2005,9(12):556-559.

75. Peng L, Mu K, Liu A, et al. Transauricular vagus nerve stimulation at auricular acupoints Kindey (CO10), Yidan (CO11), Liver (CO12) and Shenmen (TF4) can induce auditory and limbic cortices activation measured by fMRI. Hear Res. 2018,359:1-12.

76. Rutecki P. Anatomical, physiological, and theoretical basis for the antiepileptic effect of vagus nerve stimulation. Epilepsia. 1990,31:S1-6.

77. Bourdillon P, Hermann B, Sitt JD, et al. Electromagnetic brain stimulation in patients with disorders of consciousness. Front Neurosci. 2019,13:223.

78. Yu YT, Yang Y, Wang LB, et al. Transcutaneous auricular vagus nerve stimulation in disorders of consciousness monitored by fMRI: the first case report. Brain Stimul. 2017,10(2):328-330.

79. Yu Y, Yang Y, Gan S, et al. Cerebral hemodynamic correlates of transcutaneous auricular vagal nerve stimulation in consciousness restoration: an open-label pilot study. Front Neurol. 2021,12:684791.

80. Wang YF, Yang Y, Wang Y, et al. Transcutaneous auricular vague nerve stimulation improved brain connection activity on patients of disorders of consciousness: a pilot study. J Tradit Chin Med. 2022,42(3):463-471.

81. Hakon J, Moghiseh M, Poulsen I, et al. Transcutaneous vagus nerve stimulation in patients with severe traumatic brain injury: a feasibility trial. Neuromodulation. 2020,23(6):859-864.

82. Noé E, Ferri J, Colomer C, et al. Feasibility, safety and efficacy of transauricular vagus nerve stimulation in a cohort of patients with disorders of consciousness. Brain Stimul. 2020,13(2):427-429.

83. Jang SH, Cho MJ. Transcutaneous auricular vagus nerve stimulation in disorders of consciousness: a mini-narrative review. Medicine (Baltimore). 2022,101(50):e31808.

84. Zhai W, Jiao H, Zhuang Y, et al. Optimizing the modulation paradigm of transcutaneous auricular vagus nerve stimulation in patients with disorders of consciousness: a prospective exploratory pilot study protocol. Front Neurosci. 2023,17:1145699.

85. Giraudier M, Ventura-Bort C, Weymar M. Transcutaneous vagus nerve stimulation (tVNS) improves high-confidence recognition memory but not emotional word processing. Frontiers in psychology. 2020,11:1276.

86. Bretherton B, Atkinson L, Murray A, et al. Effects of transcutaneous vagus nerve stimulation in individuals aged 55 years or above: potential benefits of daily stimulation. Aging. 2019,11(14):4836-4857.

87. Llanos F, Mchaney J, Schuerman W, et al. Non-invasive peripheral nerve stimulation selectively enhances speech category learning in adults. NPJ science of learning. 2020,5:12.

88. Sellaro R, De Gelder B, Finisguerra A, et al. Transcutaneous vagus nerve stimulation (tVNS) enhances recognition of emotions in faces but not bodies. Cortex; a journal devoted to the study of the nervous system and behavior. 2018,99:213-223.

89. Jacobs H, Riphagen J, Razat C, et al. Transcutaneous vagus nerve stimulation boosts associative memory in older individuals. Neurobiology of aging. 2015,36(5):1860-1867.

90. Thakkar V, Engelhart A, Khodaparast N, et al. Transcutaneous auricular vagus nerve stimulation enhances learning of novel letter-sound relationships in adults. Brain stimulation. 2020,13(6):1813-1820.

91. Moskowitz MA, Reinhard JF Jr, Romero J, et al. Neurotransmitters and the fifth cranial nerve: is there a relation to the headache phase of migraine?. Lancet. 1979,2(8148):883-885.

92. Zhang Y, Liu J, Li H, et al. Transcutaneous auricular vagus nerve stimulation at 1 Hz modulates locus coeruleus activity and resting state functional connectivity in patie 孤束核 with migraine: An fMRI study. Neuroimage Clin. 2019,24:101971.

93. 黄依婷. 经皮耳迷走神经刺激治疗偏头痛的临床观察及其机理的 fMRI 脑成像研究 [D]. 北京中医药大学 ,2021:2.

94. Zhang Y, Huang Y, Li H, et al. Transcutaneous auricular vagus nerve stimulation (taVNS) for migraine: an fMRI study. Reg Anesth Pain Med. 2021,46(2):145-150.

95. Straube A, Ellrich J, Eren O, et al. Treatment of chronic migraine with transcutaneous stimulation of the auricular branch of the vagal nerve (auricular t-VNS): a randomized, monocentric clinical trial. J Headache Pain. 2015,16:543.

96. Cao J, Zhang Y, Li H, et al. Different modulation effects of 1 Hz and 20 Hz transcutaneous auricular vagus nerve stimulation on the functional connectivity of the periaqueductal gray in patients with migraine. J Transl Med. 2021,19(1):354.

97. Stavrakis S, Humphrey MB, Scherlag BJ, et al. Low-level transcutaneous electrical vagus nerve stimulation suppresses atrial fibrillation. J Am Coll Cardiol. 2015,65(9):867-875.

98. Soomro QH, Charytan DM. Cardiovascular autonomic nervous system dysfunction in chronic kidney disease and end-stage kidney disease: disruption of the complementary forces. Curr Opin Nephrol Hypertens. 2021,30(2):198-207.

99. Bassi GS, Kanashiro A, Coimbra NC, et al. Anatomical and clinical implications of vagal modulation of the spleen. Neurosci Biobehav Rev. 2020,112:363-373.

100.Chen M, Li X, Yang H, et al. Hype or hope: Vagus nerve stimulation against acute myocardial ischemia-reperfusion injury. Trends Cardiovasc Med. 2020,30(8):481-488.

101.Beaumont E, Wright GL, Southerland EM, et al. Vagus nerve stimulation mitigates intrinsic cardiac neuronal remodeling and cardiac hypertrophy induced by chronic pressure overload in guinea pig. Am J Physiol Heart Circ Physiol. 2016,310(10):H1349-H1359.

102.Qin M, Zeng C, Liu X. The cardiac autonomic nervous system: a target for modulation of atrial fibrillation. Clin Cardiol. 2019,42(6):644-652.

103.Elkholey K, Niewiadomska M, Morris L, et al. Transcutaneous vagus nerve stimulation ameliorates the phenotype of heart failure with preserved ejection fraction through its anti-inflammatory effects. Circ Heart Fail. 2022,15(8):e009288.

104.Tran N, Asad Z, Elkholey K, et al. Autonomic neuromodulation acutely ameliorates left ventricular strain in humans. J Cardiovasc Transl Res. 2019,12(3):221-230.

105.Lam CS, Donal E, Kraigher-Krainer E, et al. Epidemiology and clinical course of heart failure with preserved ejection fraction. Eur J Heart Fail. 2011,13(1):18-28.

106.Yu L, Huang B, Po SS, et al. Low-level tragus stimulation for the treatment of ischemia and reperfusion injury in patients with st-segment elevation myocardial infarction: a proof-of-concept study. JACC Cardiovasc Interv. 2017,10(15):1511-1520.

107.Agarwal V, Kaushik AS, Chaudhary R, et al. Transcutaneous vagus nerve stimulation ameliorates cardiac abnormalities in chronically stressed rats. Naunyn Schmiedebergs Arch Pharmacol. 2024,397(1):281-303.

108.Zhang L, Lu Y, Sun J, et al. Subthreshold vagal stimulation suppresses ventricular arrhythmia and inflammatory response in a canine model of acute cardiac ischaemia and reperfusion. Exp Physiol. 2016,101(1):41-49.

109.Wang Z, Yu L, Wang S, et al. Chronic intermittent low-level transcutaneous electrical stimulation of auricular branch of vagus nerve improves left ventricular remodeling in conscious dogs with healed myocardial infarction. Circ Heart Fail. 2014,7(6):1014-1021.

110. 高昕妍, 李艳华, 朱兵, 等 . 针刺耳甲区对自发性高血压及正常大鼠血压的影响及其机理探讨 [J]. 针刺研究 ,2006,(2):90-95.

111. 殷铭, 郭辅定, 刘志豪, 等 . 经皮耳缘迷走神经刺激改善阿霉素诱导大鼠心电活动异常的研究 [J]. 中国医药 ,2021,16(3):456-459.

112.Bartelt A, Bruns O T, Reimer R, et al. Brown adipose tissue activity controls triglyceride clearance. Nature Medicine. 2011,17(2):200 - 205.

113.Shen EY, Hsieh CL, Chang YH, et al. Observation of sympathomimetic effect of ear acupuncture stimulation for body weight reduction. The American Journal of Chinese Medicine. 2009,37(06):1023 - 1030.

114. 刘志诚, 肖少卿, 赵银龙, 等 . 针灸减肥与自主神经功能的关系 [J]. 中国康复医学杂志 ,1989(6):30 - 35.

115.Yao G, Kang L, Li J, et al. Effective weight control via an implanted self-powered vagus nerve stimulation device. Nat Commun. 2018,9(1):5349.

116.Horbach T, Thalheimer A, Seyfried F, et al. abiliti Closed-loop gastric electrical stimulation system for treatment of obesity: clinical results with a 27-month follow-up. Obesity Surgery. 2015,25(10):1779 - 1787.

117.Shiraishi T, Onoe M, Kojima T, et al. Effects of auricular stimulation on feeding-related hypothalamic neuronal activity in normal and obese rats. Brain Research Bulletin. 1995,36(2):141 - 148.

118.Asamoto S, Takeshige C. Activation of the satiety center by auricular acupuncture point stimulation. Brain Research Bulletin. 1992,29(2):157 - 164.

119.Ito H, Yamada O, Kira Y, et al. The effects of auricular acupuncture on weight reduction and feeding-related cytokines: a pilot study. BMJ open gastroenterology.

2015,2(1):e000013.

120.Altınkaya Z, Öztürk L, Büyükgüdük İ, et al. Non-invasive vagus nerve stimulation in a hungry state decreases heart rate variability. Physiology & Behavior. 2023,258:114016.

121.Chen SH, Chen C, Hsieh CL, et al. Electric stimulation of ears accelerates body weight loss mediated by high-fat to low-fat diet switch accompanied by increased white adipose tissue browning in C57BL/6J mice. BMC Complementary and Alternative Medicine. 2018,18:323.

122.Li H, Zhang JB, Xu C, et al. Effects and mechanisms of auricular vagus nerve stimulation on high-fat-diet--induced obese rats. Nutrition. 2015,31(11-12):1416-1422.

123.Peuker E T, Filler T J. The nerve supply of the human auricle. Clinical Anatomy. 2002,15(1):35 – 37.

124.Yakunina N, Kim S S, Nam EC. Optimization of transcutaneous vagus nerve stimulation using functional Mri. Neuromodulation. Technology at the Neural Interface. 2017,20(3):290 – 300.

125.Kalkman HO, Feuerbach D. Modulatory effects of α7 nAChRs on the immune system and its relevance for CNS disorders. Cellular and molecular life sciences. 2016,73(13):2511 – 2530.

126.Wang JY, Zhang Y, Chen Y, et al. Mechanisms underlying antidepressant effect of transcutaneous auricular vagus nerve stimulation on CUMS model rats based on hippocampal α7nAChR/NF-κB signal pathway. Journal of Neuroinflammation. 2021,18(1):291.

127.Chen Y, Zhang Y, Wang J, et al. Anti-neuroinflammation effects of transcutaneous auricular vagus nerve stimulation against depression-like behaviors via hypothalamic α7nAChR/JAK2/STAT3/NF-κB pathway in rats exposed to chronic unpredictable mild stress. CNS Neurosci Ther. 2023,29(9):2634-2644.

128.Pan X, Tao S, Tong N. Potential therapeutic targeting neurotransmitter receptors in diabetes. Front Endocrinol (Lausanne). 2022,13:884549.

129.Garber AJ. Diabetes and vascular disease. Diabetes Obes Metab. 2000,2 Suppl 2:S1-5.

130.Zajkowska Z, Gullett N, Walsh A, et al. Cortisol and development of depression in adolescence and young adulthood - a systematic review and meta-analysis. Psychoneuroendocrinology. 2022,136:105625.

131.Beurel E, Toups M, Nemeroff CB. The bidirectional relationship of depression and inflammation: double trouble. Neuron. 2020,107(2):234-256.

132.Zeng W, Yang F, Shen WL, et al. Interactions between central nervous system and peripheral metabolic organs. Sci China Life Sci. 2022,65(10):1929-1958.

133.Go YY, Ju WM, Lee CM, et al. Different transcutaneous auricular vagus nerve stimulation parameters modulate the anti-inflammatory effects on lipopolysaccharide-induced acute inflammation in mice. Biomedicines. 2022,10(2):247.

134.Chunchai T, Samniang B, Sripetchwandee J, et al. Vagus nerve stimulation exerts the neuroprotective effects in obese-insulin resistant rats, leading to the improvement of cognitive function. Sci Rep. 2016,6:26866.

135.Sharon O, Fahoum F, Nir Y. Transcutaneous vagus nerve stimulation in humans induces pupil dilation and attenuates alpha oscillations. J Neurosci. 2021,41(2):320-330.

136.Val-Laillet D, Aarts E, Weber B, et al. Neuroimaging and neuromodulation approaches to study eating behavior and prevent and treat eating disorders and obesity. Neuroimage Clin. 2015,8:1-31.

137.Antonino D, Teixeira AL, Maia-Lopes PM, et al. Non-invasive vagus nerve stimulation acutely improves spontaneous cardiac baroreflex sensitivity in healthy young men: a randomized placebo-controlled trial. Brain Stimul. 2017,10(5):875-881.

138.Ma J, Zhang Y, Ge Q, Wu K. The effect of auricular acupuncture on preoperative blood pressure across age groups: a prospective randomized controlled trial. Clin Exp Hypertens. 2023,45(1):2169452.

139.Liu CH, Yang MH, Zhang GZ, et al. Neural networks and the anti-inflammatory effect of transcutaneous auricular vagus nerve stimulation in depression. J Neuroinflammation. 2020,17(1):54.

140.Wu C, Liu P, Fu H, et al. Transcutaneous auricular vagus nerve stimulation in treating major depressive disorder: a systematic review and meta-analysis. Medicine (Baltimore). 2018,97(52):e13845.

141.Luo L, Dai Q, Mo Y, et al. The effect of auricular acupressure on preoperative anxiety in patients undergoing gynecological surgery. Int J Clin Exp Med. 2016,9(2):4065-4070.

142.Burger AM, Van Diest I, Van der Does W, et al. The effect of transcutaneous vagus nerve stimulation on fear generalization and subsequent fear extinction. Neurobiol Learn Mem. 2019,161:192-201.

143.Wunsch JK, Klausenitz C, Janner H, et al. Auricular acupuncture for treatment of preoperative anxiety in patients scheduled for ambulatory gynaecological surgery: a prospective controlled investigation with a non-randomised arm. Acupunct Med. 2018,36(4):222-227.

144.Patsalis PC, Malik-Patsalis AB, Rauscher HG, et al. Efficacy of auricular acupuncture and lavender oil aromatherapy in reducing preinterventional anxiety in cardiovascular patients: a randomized single-blind placebo-controlled trial. J Integr Complement Med. 2022,28(1):45-50.

145.Kober A, Scheck T, Schubert B, et al. Auricular acupressure as a treatment for anxiety in prehospital transport settings. Anesthesiology. 2003,98(6):1328-1332.

146.Busch V, Zeman F, Heckel A, et al. The effect of transcutaneous vagus nerve stimulation on pain perception-an experimental study. Brain Stimul. 2013,6(2):202-209.

147.Patel ABU, Weber V, Gourine AV, et al. The potential for autonomic neuromodulation to reduce perioperative complications and pain: a systematic review and meta-analysis. Br J Anaesth. 2022,128(1):135-149.

148.Patel ABU, Bibawy PPWM, Althonayan JIM, et al. Effect of transauricular nerve stimulation on perioperative pain: a single-blind, analyser-masked, randomised controlled trial. Br J Anaesth. 2023,130(4):468-476.

149.Zhou Q, Yu L, Yin C, et al. Effect of transauricular vagus nerve stimulation on rebound pain after ropivacaine single injection femoral nerve block for anterior cruciate ligament reconstruction: a randomized controlled trial. J Pain Res. 2022,15:1949-1958.

150.Lam WL, Wang J, Yeung WF, et al. A combination of electroacupuncture and auricular acupuncture for postoperative pain after abdominal surgery for gynaecological diseases: a randomized controlled trial. Phytomedicine. 2022,104:154292.

151. 王娟, 刘佩蓉, 刘春亮, 等. 经皮耳迷走神经刺激对患者术后早期认知功能的影响 [J]. 上海针灸杂志, 2022,41(5):454-459.

152. 祁思忆, 范逸辰, 唐颖, 等. 经皮迷走神经电刺激对老年骨科患者术后认知功能的影响 [J]. 上海医学, 2021,44(11):827-31.

153.Zhou Q, Yu L, Yin C, et al. Effect of transcutaneous auricular vagus nerve stimulation on delayed neurocognitive recovery in elderly patie 孤束核 . Aging Clin Exp Res. 2022,34(10):2421-2429.

154.Salama M, Akan A, Mueller MR. Transcutaneous stimulation of auricular branch of the vagus nerve attenuates the acute inflammatory response after lung lobectomy. World J Surg. 2020,44(9):3167-3174.

155.Ru O, Jin X, Qu L, et al. Low-intensity transcutaneous auricular vagus nerve stimulation reduces postoperative ileus after laparoscopic radical resection of colorectal cancer: a randomized controlled trial. Minerva Anestesiol. 2023,89(3):149-156.

156.Chapman SJ, Helliwell JA, Naylor M, et al. Noninvasive vagus nerve stimulation to reduce ileus after major colorectal surgery: early development study. Colorectal Dis. 2021,23(5):1225-1232.

157.Feng C, Popovic J, Kline R, et al. Auricular acupressure in the prevention of postoperative nausea and emesis a randomized controlled trial. Bull Hosp Jt Dis (2013). 2017,75(2):114-118.

158.Shi X, Zhao L, Luo H, et al. Transcutaneous auricular vagal nerve stimulation is effective for the treatment of functional dyspepsia: a multicenter, randomized controlled study. Am J Gastroenterol. 2024,119(3):521-531.

159.Zhu Y, Xu F, Lu D, et al. Transcutaneous auricular vagal nerve stimulation improves functional dyspepsia by enhancing vagal efferent activity. Am J Physiol Gastrointest Liver Physiol. 2021,320(5):G700-G711.

160.Shen LL, Sun JB, Yang XJ, et al. Reassessment of the effect of transcutaneous auricular vagus nerve stimulation using a novel burst paradigm on cardiac autonomic function in healthy young adults. Neuromodulation. 2022,25(3):433-442.

161.Keute M, Machetanz K, Berelidze L, et al. Neuro-cardiac coupling predicts transcutaneous auricular vagus nerve stimulation effects. Brain Stimul. 2021,14(2):209-216.

162.Gianlorenco AC, Pacheco-Barrios K, Camargo L, et al. Understanding the effects of non-invasive transauricular vagus nerve stimulation on EEG and HRV. J Vis Exp. 2024,(203):10.3791/66309.

163.Zou N, Zhou Q, Zhang Y, et al. Transcutaneous auricular vagus nerve stimulation as a novel therapy connecting the central and peripheral systems: a review. Int J Surg. 2024,110(8):4993-5006.

164.Yu L, Scherlag BJ, Li S, et al. Low-level transcutaneous electrical stimulation of the auricular branch of the vagus nerve: a noninvasive approach to treat the initial phase of atrial fibrillation. Heart Rhythm. 2013,10(3):428-435.

165.Wang Z, Yu L, Wang S, et al. Chronic intermittent low-level transcutaneous electrical stimulation of auricular branch of vagus nerve improves left ventricular remodeling in conscious dogs with healed myocardial infarction. Circ Heart Fail.

2014;7(6):1014-1021.

166.Wang Z, Yu L, Huang B, et al. Low-level transcutaneous electrical stimulation of the auricular branch of vagus nerve ameliorates left ventricular remodeling and dysfunction by downregulation of matrix metalloproteinase 9 and transforming growth factor β1. J Cardiovasc Pharmacol. 2015,65(4):342-348.

167. 刘艳骄 , 刘征宇 , 陈武山 . 航天环境中的睡眠与睡眠障碍 [J]. 世界睡眠医学杂志， 2022,9(8):1571-1574.

168.Mysliwiec V, Martin JL, Ulmer CS, et al. The management of chronic insomnia disorder and obstructive sleep apnea: synopsis of the 2019 U.S. Department of Veterans Affairs and U.S. Department of Defense Clinical Practice Guidelines. Ann Intern Med. 2020;172(5):325-336.

169.He W, Jing X H, Zhu B. The auriculo-vagal afferent pathway and its role in seizure suppression in rats. BMC Neurosci. 2013,14(1):1-9.

170. 梅志刚 , 朱兵 , 何伟 , 等 . 耳针作用的形态学基础——来自 HRP 神经示踪法的证据 [J]. 时珍国医国药 ,2009,20(11):2675-2677.

171.Zhao B, Bi Y, Li L, et al. The instant spontaneous neuronal activity modulation of transcutaneous auricular vagus nerve stimulation on patients with primary insomnia. Frontiers in neuroscience. 2020,14:205.

172. 刘艳骄 , 刘征宇 , 陈武山 . 航天环境中的睡眠与睡眠障碍 [J]. 世界睡眠医学杂志 ,2022,9(08):1571-1574.

173. 展立芬，贺煜竣，姚雯，等 . 基于肠道微生态探讨针灸调节肠道菌群防治晕动病的思路探析 [J]. 世界科学技术 - 中医药现代化，2021,23(8):2955-2961.

174. 冯晨曦 , 顾小弟 , 朱雅琴等 . 远洋航行中海员心理、生理反应初步调查 [J]. 中华航海医学杂志 ,1995,2(1):52.

175. 中医中医科学院失眠症中医临床实践指南课题组 . 失眠症中医临床实践指南（ WHO/WPO)[J]. 世界睡眠医学杂志 ,2016,3(1):8-25.

176.Cho ZH, Oleson TD, Alimi D, et al. Acupuncture: the search for biological evidence with functional magnetic resonance imaging and positron emission tomography techniques. J Altern Complement Med. 2002,8(4):399-401.

177.Arai YC, Sakakima Y, Kawanishi J, et al. Auricular acupuncture at the "shenmen" and "point zero" points induced parasympathetic activation. Evid. Based Complement. Altern. Med. 2013,2013:945063.

178.Soliman N, Fran BI. Auricular acupuncture and auricular medicine. Physical Medicine and Rehabilitation Clinics of North America. 1999,10,547-554.

179. 黄立春 . 耳穴诊断学 [M]. 北京 : 科学技术文献出版社 ,2004:67.

180. 颜文美，林素琴，白旭纯，等 . 分析阻塞性睡眠呼吸暂停综合征的危险因素 [J]. 世界睡眠医学杂志，2018,5(10):1228-1229.